U0203420

新版疾病 早期信号及预防

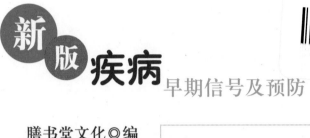

膳书堂文化◎编

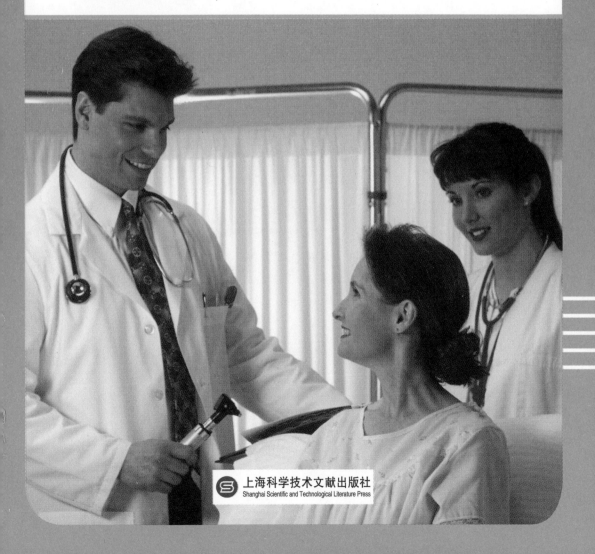

上海科学技术文献出版社
Shanghai Scientific and Technological Literature Press

图书在版编目（CIP）数据

新版疾病早期信号及预防／膳书堂文化编.—上海：
上海科学技术文献出版社，2017
（健康医疗馆）
ISBN 978-7-5439-7443-2

Ⅰ.①新… Ⅱ.①膳… Ⅲ.①疾病—预防
Ⅳ.① R4

中国版本图书馆 CIP 数据核字（2017）第 126252 号

责任编辑：张 树 李 莺
助理编辑：杨怡君

新版疾病早期信号及预防

膳书堂文化 编

*

上海科学技术文献出版社出版发行
（上海市长乐路 746 号 邮政编码 200040）
全 国 新 华 书 店 经 销
四川省南方印务有限公司印刷

*

开本 700×1000 1/16 印张 9 字数 180 000
2017 年 7 月第 1 版 2017 年 7 月第 1 次印刷
ISBN 978-7-5439-7443-2
定价：29.80 元

http://www.sstlp.com

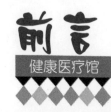

前言
健康医疗馆

人吃五谷杂粮没有不生病的，只是有些病并无大碍，有些病比较严重，甚至有些病会夺去人的生命。据权威统计，人的一生中罹患重大疾病的可能性高达72%，全球每年约有800万人死于癌症，约有3000万人死于心脑血管疾病，超过5亿人的肾脏存在不同程度的损害……以上庞大的数字令人触目惊心，同时也不得不令人深思，我们该如何对抗这些人类健康的杀手呢？

这时，可能大多数人都会认为，疾病的防治需要更先进的医疗技术作依托，然而，国际医疗组织的发言人却声称：全球有1/3的人不是死于疾病，而是死于无知！此

话并非没有根据，事实上，许多疾病都有初期、中期和晚期几个阶段，而且疾病的发生会表现出一些特有的症状，如果人们能够在疾病萌芽之时就及时发现并合理治疗，多半疾病是可以治愈的或者能得到控制。比如额头皱纹突然增加，预示肝脏负担过重；脸色发黄，还常伴有身体疲倦，很可能是黄疸肝炎；足关节肿大，可能预示患有糖尿病、风湿病；面色过于红润，可能患有心脏病；身上黑痣一直在变大，则可能是皮肤癌的前兆等。

由于疾病种类繁多，症状也是非常复杂的，所以我们将各类疾病分成几大版块编排了本书。全书逻

辑清晰，内容全面，方便查找，容易记忆，可以帮助读者初步判断病情，为许多重大疾病的治疗争取一份希望。

早在古代，医者们就知道"病在肌肤，不治将恐深"，可见发现疾病早期信号并积极防治是由来已久的。所以，我们每个人都应该学习掌握这门知识，让自己也让身边的人远离病魔，永葆健康。

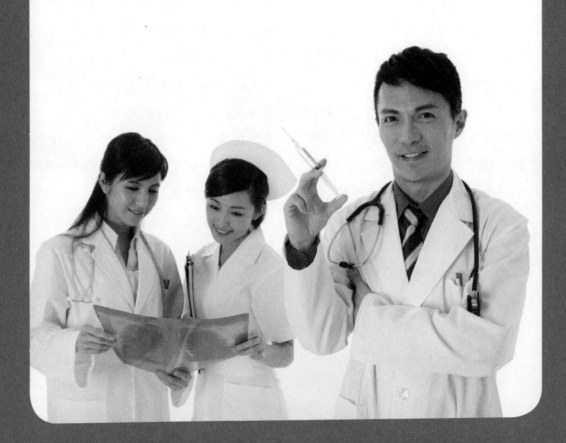

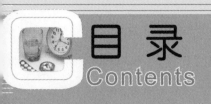
目录
Contents

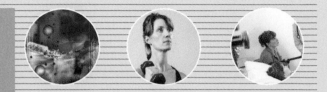

Part 1 上篇　身体各部位的疾病警讯　　　1

　　人体是一个有机的整体，而头部、躯干、四肢、五脏六腑等都是整体中的一部分。当身体内部的统一体平衡被打破，出现在体内器官的病变就会反映在体表的口、耳、鼻、舌及四肢等部位上。因此，我们要时刻留心体表某个部位或某些部分出现的异常症状，从而在病发前采取措施，保证身体的各个机能始终健康地运转。

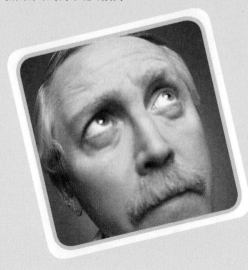

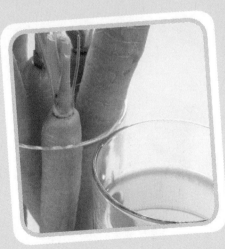

1

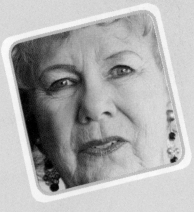

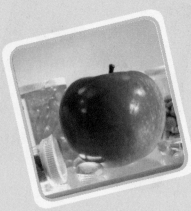

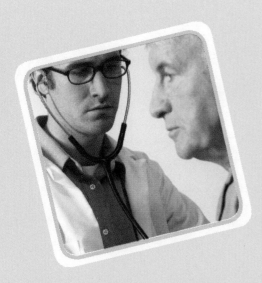

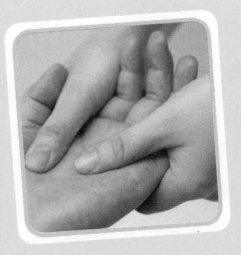

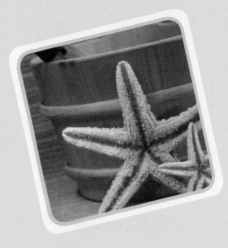
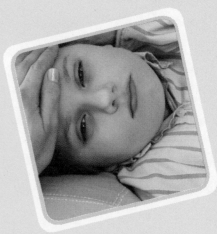

中医看病讲究望、闻、问、切，而西医看病讲究透视、化验等。而在临床上，西医常让病人做尿常规、血常规、便常规等检查，然后凭借化验的指标判断疾病并对症下药。然而，对于非医学专业的人来说，化验单里常出现的诸如摩尔／升、微摩尔／升以及毫升、飞升等字眼就会令人一头雾水。那么，这些符号究竟揭示了什么人体奥秘呢？我们可以从本章找寻到答案。

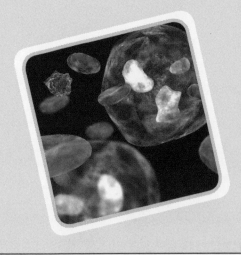

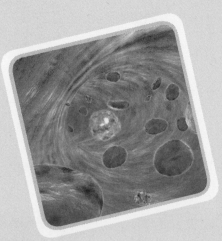

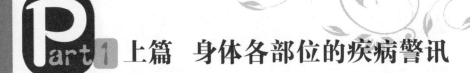

Part 1 上篇　身体各部位的疾病警讯

　　人体是一个有机的整体，而头部、躯干、四肢、五脏六腑等都是整体中的一部分。当身体内部的统一体平衡被打破，出现在体内器官的病变就会反映在体表的口、耳、鼻、舌及四肢等部位上。因此，我们要时刻留心体表某个部位或某些部分出现的异常症状，从而在病发前采取措施，保证身体的各个机能始终健康地运转。

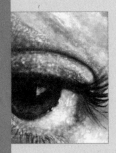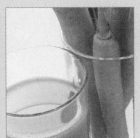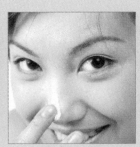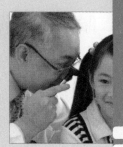

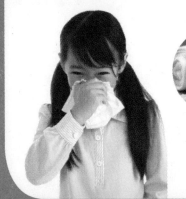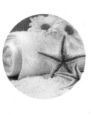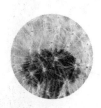

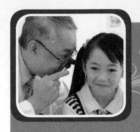

眼、鼻、耳与健康

眼、鼻、耳与五脏健康关系密切，眼、鼻、耳的不同状态通常预示着人体健康与否。所以，每天细心观察一下这些部位的变化，就能及早发现疾病的隐患。

眼　睛

眼睛是人类所有器官中感知世界的最重要的器官，大脑中大约有一半的知识和记忆都是通过眼睛获取的，读书习字、看图学画、辨人物、赏美景等也都要用到眼睛。

眼睛的危险信号

单眼外斜。预示：糖尿病。

眼睛内斜。预示：高血压。

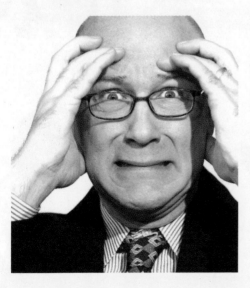

双眼外斜。预示：癌症、一氧化碳中毒。

眼睛微陷。预示：脏腑的精气未脱。

眼睛下陷眼眶内。预示：五脏六腑精气已衰。

单眼突出，可能伴有充血、疼痛、视力下降及外形改变、虹膜颜色改变。预示：视网膜母细胞瘤。

眼皮抽搐。预示：视疲劳、睡眠不足、精神紧张、屈光不正、近视、远视、散光或慢性炎症刺激支配眼睑的神经。

眼皮上有暗红色或鲜红色的斑块。预示：毛细血管瘤或海绵状血管瘤。

眼睑间浮肿，属于病理性因素的。预示：眼前部炎症、心脏病、肾小球肾炎等。

眼睑黯黑，即眼睑呈黯黑色或黯灰色，俗称"黑眼圈"。长期眼圈发黑是一种病态，常常是肾亏兼

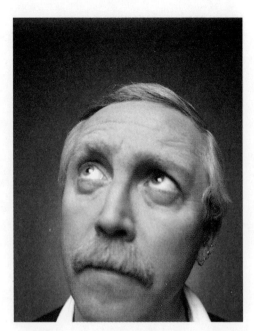

内有瘀血的一种信号。预示：内分泌及代谢障碍、肾上腺皮质机能紊乱、心血管疾病和微循环障碍、慢性消耗性疾病等。

儿童眼睑有流泪、怕光、水肿、充血等现象，上睑下垂或睑裂变窄，有视物模糊和复视感出现。预示：流行性腮腺炎。

儿童眼睑轻度水肿，伴有出血斑，随后上眼睑下垂，结膜水肿充血，瞳孔散大或痉挛缩小，出现结膜充血和黏液性分泌物。预示：流行性脑膜炎。

儿童双睑轻度红肿，有与面部和皮肤皮疹相同的典型皮疹，泪道可能阻塞，瞳孔对光反应迟钝。预示：风疹。

儿童眼睑红润如桃，伴有红色皮疹，眼睛充血，血色紫暗，并有压痛感，眼眶往往发生炎症和脓肿。预示：猩红热。

新生儿眼睑肿胀，伴有结膜充血并排出大量脓液。预示：淋病。

单侧或双侧眼睑水肿，寒战，发热，眼部症状极危重。预示：血栓性海绵窦静脉炎。

眼睑暗紫充血，在眼皮下还可摸到圆形物，不与皮肤粘连，无红肿疼痛现象。预示：泪板腺囊肿。

闭眼时眼皮不能闭合，眼珠暴露于外，称作"兔眼"。预示：面神经麻痹。

单侧眼睑下垂，伴有同侧眼球活动障碍。预示：动眼神经麻痹。

单侧眼睑下垂，伴有眼球下陷，同侧面部皮肤潮红，无汗等。预示：霍纳综合征，即交感神经性上睑下垂。

单侧眼睑无症状性水肿。预示：眶内占位性病变、眼睑深层的广泛性疤痕。

发病急骤，除眼睑下垂外还伴有声音嘶哑，抬头无力，呼吸困难，此为呼吸肌麻痹所致。预示：肉毒中毒。

上眼睑呈现滤泡，其内含有黄色胶样物。预示：沙眼。

上眼睑挛缩。预示：甲状腺功能亢进症。

眼睑皮肤出现微微隆起的黄色斑

块。预示：人体内血脂过高，易患心血管疾病。

单侧眼睑水肿，伴有睑结膜充血、灼热感及疼痛。预示：眼底炎症性疾病。

上眼睑滞后，瞬目减少，辐辏运动减弱或消失。预示：甲状腺功能亢进症。

下眼睑充血明显，重于上眼睑。预示：感染性结膜炎。

下眼睑呈现滤泡，其中无内容物。预示：结膜性滤泡增生。

眼下睑小丘疹。预示：汗管瘤。

单侧球结膜水肿。预示：急性感染性眼病。

缺乏外伤史的球结膜溃疡。预示：疱疹性结膜炎及其他感染较重的结膜炎。

双侧球结膜水肿。预示：肾病综合征。

球结膜广泛性充血，局部有明显刺激症状。预示：弥漫性结膜炎。

球结膜局限性充血，亦有局部刺激症状。预示：倒睫、泪囊炎。

球结膜自发性出血，且伴有明确高血压史。预示：动脉硬化。

单纯性角膜混浊。预示：角膜弹性层皱褶。

虹膜黄染，虹膜上有细血管瘀血。

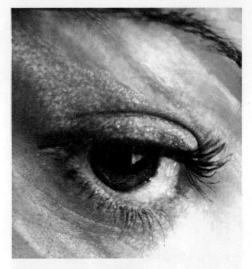

预示：高血压、动脉硬化。

黑点出现于眼睛中的任何部位，形状大小不一，颜色可深可浅，在心脏区常见黑点。预示：冠心病、心肌梗死、风湿性心脏病等。

虹膜上出现大小不等的苍白区。预示：急性炎症。

白环，老年人在虹膜周围出现一圈乳白色或灰暗色的环，俗称"老年环"。白环伴有头晕头痛的症状。预示：高血压、低血压、动脉硬化。

单眼凸出，即一侧眼球向前凸出，严重时可造成睑裂闭合不全。预示：脑肿瘤。

双眼凸出。预示：甲状腺功能亢进。

眼窝下陷。预示：伤津脱液。

眼球凸出，伴有鼻出血，鼻有堵塞感，常流脓血涕。预示：鼻窦肿瘤。

眼球凸出，伴有长期浮肿、高血压、贫血、肾功能损害。预示：慢性肾衰竭。慢性肾衰竭者若出现双眼球凸出，预示病情已进入尿毒症的晚期。

眼球凸出，伴有单侧或双侧视力严重下降。预示：高度近视。

眼球凸出，伴有上方结膜下呈鲜红色，表面有血管性的块状物，伴有颈部或其他处淋巴结肿大。预示：淋巴瘤。

眼球凸出，伴有自幼凸眼。预示：圆锥角膜、先天性青光眼。

眼球凸出，呈间断性，低头位时发生或加重，仰卧位时减轻或消失。预示：眼球后血管瘤、眼球后静脉曲张。

眼球运动障碍伴有外耳道有脓性分泌物。预示：中耳炎继发症。

眼球运动障碍，先出现感染症状，随后眼球凸出，瞳孔扩大，对光反射

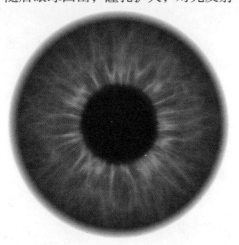

和角膜反射消失。预示：海绵窦血栓性静脉炎。

眼球运动障碍，伴有三叉神经痛。预示：鼻咽癌。

眼球震颤，早轻晚重。预示：重症肌无力。

眼球震颤可呈不同方向性，即可呈水平性、垂直性、旋转性及斜性震颤。预示：前庭中枢病变。

双眼球发生内斜。预示：脑出血。

眼球上半部血管呈暗紫色，呈"一"字形或"V"字形走向。预示：癌症。

向前注视时，发生向下跳动的垂直性眼球震颤。预示：颅颈连接处病变。

搏动性眼球凸出，听诊器置于眼部可听到血管杂音。预示：海绵窦动静脉疹、眼动脉瘤。

儿童怕光，流泪，爱哭闹，眼球和黑眼珠直径增大。预示：青光眼。

单侧眼球凸出，眼眶红肿，眼球运动受限。预示：眶部急性炎症，如眶周脓肿、眼眶蜂窝组织炎等。

眼球经区曲张或怒张，即相应区域血管呈怒张状。预示：急性肺炎、急性肝炎等。

眼球经区根部粗大，即球结膜血管根部粗大，多属顽固性疾病。预示：

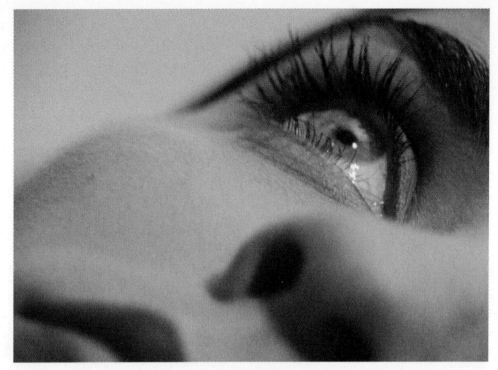

心脏病、慢性肾病等。

眼球经区黑点，即血管末端的黑色瘀点，多与雾斑一起出现，多属血瘀证。预示：该病病程长，症状重，损伤大，如肝硬化、陈旧性损伤等。

眼球经区有雾斑（即片状青紫斑），犹如瘀血凝集成模糊的小片，多属于气滞血瘀证(虫积除外)。预示：乳房疾病，如乳腺小叶增生等。

眼球经区隆起，血丝浅表、明显、红活，多呈现在眼球结膜上。预示：十二指肠球部溃疡、尿道感染等。

眼球经区离断，指延伸的血管在一定部位或中间突然中断，也有的是被黑色瘀点分隔开。预示：颈椎病、

脉管炎、输卵管闭塞等。

眼球经区白眼球鲜红。预示：急病或热病。

白眼球常有片状出血。预示：脑动脉硬化。

白眼球常出现小红点。预示：糖尿病。

白眼球呈蓝白色。预示：中、重度贫血。

白眼球上出现蓝色、灰色或黑色斑点。预示：肠蛔虫病。

白眼球上出现绿色斑点。预示：肠梗阻。

白眼球上有黄色小点，质硬，数量不确定。预示：结膜结石。

白睛血管呈树叶叶脉状走向，颜色鲜红。预示：癌症。

白睛血管呈螺旋状弯曲、怒张，颜色鲜红。预示：癌症。

白睛颜色苍白、无光、呆滞、晦暗或染黄。预示：癌症。

光照瞳孔，眼底深处有黄光反射，叫作"黑蒙猫眼"。预示：视网膜母细胞瘤。

瞳孔两侧大小不等。预示：眼外伤、青光眼、虹膜睫状体炎、脑血栓、脑溢血、脑肿瘤等。

瞳孔散大。预示：眼外伤、青光眼、脑血管疾病、颅脑外伤、化脓性脑膜炎、重症的乙型脑炎等。

瞳孔对光反射消失，瞳孔充分散大。预示：死亡之兆。

瞳孔呈乳白色。预示：白内障、增殖性视网膜炎。

瞳孔发青。预示：青光眼。

瞳孔呈灰黄色。预示：球内化脓性炎症、视神经母细胞瘤。

瞳孔呈针尖样大小。预示：脑干病变、吗啡中毒。

小儿双眼瞳仁突然变得一大一小，走路跛行。预示：脑瘤。

两侧瞳孔缩小，伴有双瞳呈针尖大小，发病急骤，严重者出现意识障碍，尿便失禁。预示：脑干出血，多见于高血压。

两侧瞳孔缩小，伴有皮肤潮湿、脉率缓慢，呼吸时可闻到大蒜味，肌纤维或肌束震颤，流涎，双肺湿啰音。预示：有机磷中毒。

两侧瞳孔扩大，伴有多汗。预示：甲状腺功能亢进症。

一侧瞳孔扩大，伴有外斜视，眼球轻度凸出。预示：动眼神经麻痹。

一侧瞳孔扩大，伴有眼裂增宽，轻度凸眼，同侧面部温度降低，出汗增多。预示：肿瘤、肺尖结核、交感神经炎、支气管扩张或咽后壁肿瘤。

长圆形瞳孔。预示：急性青光眼。

多边形瞳孔。预示：神经性梅毒。

视力下降。预示：脑肿瘤、缺乏维生素 B。

眼睛疲劳。预示：青光眼、沙眼、

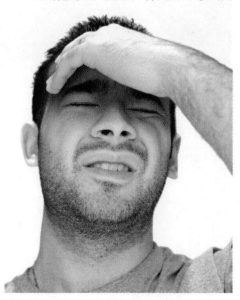

角膜炎、睑缘炎、慢性结膜炎、贫血、头部外伤、精神紧张、营养不良、结核病或神经衰弱。

幼年时斜视，屈光不正。预示：共同性斜视。

眼性斜颈。眼性斜颈是由于眼睛斜视而致。预示：麻痹性斜视。

视力急剧下降。预示：高血压、糖尿病、动脉硬化、视盘血管炎、视网膜脱离、视网膜静脉周围炎、增殖性视网膜病变、渗出性视网膜病变、视网膜中央动脉阻塞。

视力减退或丧失。预示：视乳头炎、颅内肿瘤、皮质性盲、弥散性硬化、视乳头水肿、多发性硬化、眼底动脉闭塞、痛性眼肌麻痹、脑白质发育不良、葡萄膜性大脑炎、家族性黑蒙性痴呆。

复视，看物体都呈现出双影。预示：眼外肌麻痹。

眼前出现亮点，眼前有一闪一闪的东西随视线移动。预示：眼底出血、玻璃体混浊或视网膜疾病。

弱视，远近视力都不好，就算戴上矫正眼镜也达不到正常视力，而检查又查不出眼睛病变。预示：对成人来说，精神病的早期信号。

目翻上视，并伴有神志障碍，局部或肢体肌肉抽搐，则为病危之征象。预示：癫痫、脑肿瘤、高血

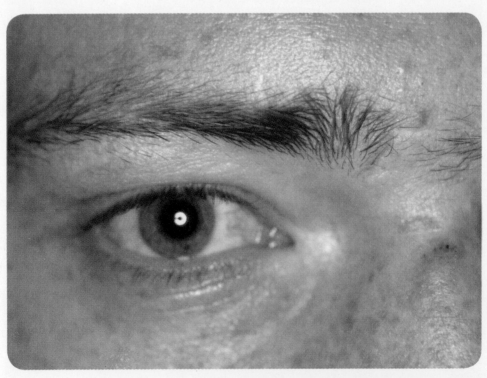

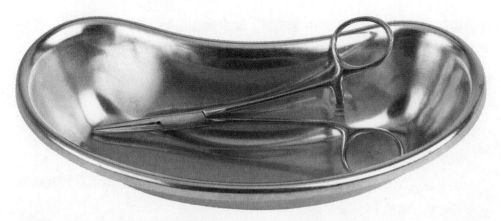

压脑病或急性心源性脑缺氧综合征等发生惊厥时。

视野障碍表现为，在视野范围内有某个区域视敏度降低或丧失，可表现为单眼的或双眼的，同方向的或不同方向的，也可以为周边视野的缩小或中心暗点的扩大。预示：中毒、垂体瘤、胆脂瘤、视神经炎、血管病变、颅内感染、颅咽管瘤、代谢障碍、脑蛛网膜炎。

一过性眼前发黑。预示：大脑后动脉栓塞。

中老年人晨起后突感视力下降。预示：视神经缺血。

两目干涩，视物昏花。预示：肝血亏虚，目失所养。

婴儿两眼凝视，意识不清，并伴有肢体抖动。预示：惊厥。

两眼有异物感、灼热感，常感到视物模糊，眼分泌物增多，结膜充血严重，视力降低。预示：红眼病。

双眼视力迅速下降，伴有眼球转动痛。预示：视神经炎。

眼睛模糊，视力渐渐下降。预示：白内障、青光眼。

眼睛痒涩。预示：沙眼。

双眼奇痒，反复发作于春季。预示：春季卡他性结膜炎。

目涩，结膜、角膜干燥，失去光泽，起皱，甚至角膜混浊，并伴有视觉异常。预示：缺乏维生素 A。

眼睛疼痛。预示：眼内炎、眼眶炎或肿瘤压迫。

眼痛，常伴有头痛。预示：血管神经性头痛、高热性疾病、急性青光眼、高血压、低血压或更年期综合征。

泪道阻塞，泪液分泌过多。预示：某些全身性疾病。

少泪。预示：沙眼、泪腺萎缩或结膜囊瘢痕性挛缩。

眼睛盈泪，畏光喜暗，眼睑轻度红肿，眼分泌物增多，眼结膜充血，

9

视物昏花,视力明显减退。预示:麻疹。

眼角流脓。预示：慢性泪囊炎、用眼过度、眼睛刺激、精神紧张、血虚。

瞳孔发白。预示：老年性白内障。

瞳孔发黄。预示：眼内肿瘤。

眼屎多。预示：急慢性结膜炎。

眼发花发黑。预示：血压增高、脑血管疾病、夜盲症、飞蚊症。

眼角红赤，即有心火。预示：风热感冒日久或肝火盛。

眼角淡白。预示：心血亏。

眼角发青。预示：肝有病。

眼球清澈。预示：有寒。

眼球混浊色暗。预示：有热。

眼白变黄多为湿热内盛，是黄疸的特征。预示：病毒性肝炎、肝硬化、胆道结石、胆道蛔虫、急性胆囊炎、溶血性贫血、肝癌。

内眼皮充血鲜红。预示：结膜炎。

眼上下有青色晕或眼圈灰暗。预示：疲劳、失眠或情绪抑郁。

上下眼皮浮肿，多为水肿。预示：肾炎、肝炎、营养不良、贫血、血管神经性水肿等。

眼球外突并有喘息。预示：哮喘症。

双侧眼睑下垂。预示：先天性上睑下垂或重症肌无力。

单侧眼睑下垂。预示：蛛网膜下

腔出血、白喉、脑腔肿、脑炎、外伤等造成的动眼神经麻痹。

眼球震颤，并伴有眩晕、恶心、呕吐。预示：梅尼埃病。

两瞳孔大小不等。预示：中毒、颅外伤、脑肿瘤等。

椭圆形的瞳孔。预示：青光眼或眼内肿瘤。

昏睡露睛。预示：小儿脾胃虚弱或慢脾风。

眼泪过多。预示：重症肌无力、眼内异物、泪道阻塞和眼内炎症。

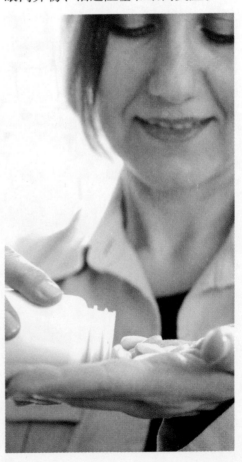

养精明目法

1.药养

对于眼睛疲劳、近视等症状，中医多用定志丸及杞菊地黄丸进行治疗。定志丸适合看近很清楚，看远则模糊，且伴有心悸、胸闷、易疲劳者；杞菊地黄丸则治疗近视，且眼前有黑影、飞蚊等症，同时对耳鸣、头晕、夜间多梦、易腰酸者有很好的疗效。另外，还可以适当加一些丹参、郁金等活血化瘀的药物。

2.食养

多吃一些对视力有好处的食物，例如桂圆肉、山药、胡萝卜、菠菜、番茄、芋头、玉米、动物肝脏、牛肉、桑葚、红枣等，或以红枣、人参、枸杞、菊花、罗汉果等泡茶饮用也具有护眼的功效。

3.水养

眼睛喜凉怕热，遇到心火、肝火过盛，便会长眼垢、发干、充血、红肿，常用流动的凉水洗脸能够减少眼睛疾病，保护视力，增强眼睛抵抗力，特别对常患眼红、发干、视物不清等病的患者，更有明显的好处。茶水熏眼对保护眼睛、恢复视力也有较大的帮助，运用此方法时，先用手捂住杯口，以防热气过快散失，如果茶水过热无法忍

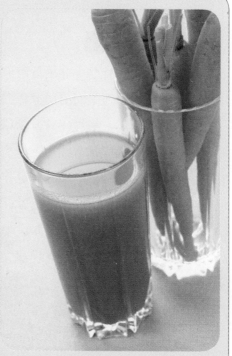

受可以稍微放凉一些。熏蒸的时间一定要保持在10分钟左右，而且还要坚持做，每天至少1次。

4.动养

让眼球运动，以便使眼睛得到锻炼。具体的方法是两脚分开（与肩齐宽），挺胸站立，头稍仰，瞪大双眼，尽量使眼球不停转动，头不动，先从右向左转10次，再从左向右转10次。休息10分钟后再重复上述运动，反复3遍。这种方法具有醒脑明目的功效。除此之外，有规律的运转眼球和向远处眺望，可以调整眼肌和晶状体，减轻眼睛疲劳，改善视力。

黑眼圈的原因及治疗

1 黑眼圈的原因

日常生活中，有的人会出现眼圈周围发黑的现象。黑眼圈的形成原因一般为：睡眠不足，精神疲劳，情绪低落，静脉回流差等使眼圈色泽加深；内分泌系统或肝脏有病症，使色泽沉着在眼圈周围；饮食不正常，缺乏铁质营养；久病体虚或大病初愈；性生活过度；眼睛本身有病症，尤其患有近视、远视、散光；女性月经前、怀孕末期、年纪偏大等，黑眼圈也会加深。

2 黑眼圈的治疗

（1）对症下药，请教医生，找出病因，及时治疗。

（2）注意从饮食中吸取营养，多吃瘦肉、蛋类、豆制品、花生、黄豆、芝麻、新鲜蔬菜及水果等，这些食物富含脂肪、蛋白质、氨基酸、维生素 A 及矿物质。

（3）保持精神愉快，减少精神负担，生活有规律，节制烟酒，保障充足的睡眠，促使气血旺盛，容颜焕发。

（4）加强眼部的按摩，改善局部血液循环状态，减少瘀血滞留。如在晨起洗脸后，用双手帮双眼做顺时针方向打圈按摩，约 5 分钟，可促进眼下的血液循环，能减轻黑眼圈症状。

（5）保持眼部皮肤的营养供应，涂抹含油分、水分充足的眼霜，使眼部皮肤及皮下组织充满活力。

（6）可用小窍门来消除黑眼圈，如将马铃薯切片，贴在眼部，4～5分钟后取下；用纱布蘸上茶水在眼圈附近涂擦，以减轻黑眼圈；每次洗脸后，用热毛巾敷于眼部，让热气促使眼下的血液流通，10分钟后，更换冷水进行冷敷，约 1 分钟，可有助于血管收缩。

鼻 子

鼻腔是人体呼吸的第一道防线，阻挡了粉尘、污染物、细菌、病毒等

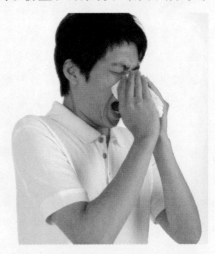

对人体的侵袭。鼻腔保护我们的肺不至于直接暴露在外界的污染环境中，起着空调器和过滤器的双重作用：在寒冷的季节里，鼻子湿润和温暖了吸入人体的冷空气，起到空调器的作用；生长在鼻黏膜上的鼻纤毛过滤掉空气中的杂质，阻挡粉尘等微粒进入呼吸道，起到过滤器的作用。

鼻子的危险信号

黄色鼻涕，呈黄色脓性鼻涕，有臭味。预示：慢性鼻炎、上呼吸道感染恢复期。

黄绿色鼻涕。预示：萎缩性鼻炎。

腥臭鼻涕。预示：鼻窦炎。

清鼻涕。多伴有头昏、头疼等症状，鼻腔黏膜充血微红，有水肿。预示：伤风感冒、上呼吸道感染、急性鼻炎等症。

血性鼻涕。不明原因的鼻腔出血，鼻涕有时呈小血块状，有时呈血丝状。预示：鼻腔癌。

鼻塞。预示：急慢性鼻窦炎、急慢性鼻炎、过敏性鼻炎。

一侧鼻腔有进行性鼻塞。预示：鼻癌的早期征象。

鼻头色红。预示：肺脾两经有热，风热之证。

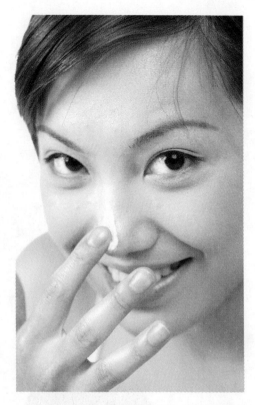

鼻梁皮肤出现黑褐色斑点或斑片。预示：肝脏病变。

蝶形红斑，即指沿鼻翼两侧逐渐扩大的红斑。预示：红斑狼疮。

单侧鼻翼的半月形溃疡伴有面部神经瘫痪。预示：三叉神经痛手术治疗后的后遗症。

鼻部皮肤红肿、灼痛。预示：鼻部疖肿。

鼻部色白，为寒证。预示：虚寒型胃病、慢性支气管炎或寒痰壅肺的咳嗽。

男子鼻头有黑色，且黑色侵及人中。预示：阴茎、睾丸疼痛。

婴儿鼻梁两侧发青。预示：腹泻、小儿腹痛、小儿腹胀。

鼻子苍白。预示：贫血。

妇女鼻子出现微黑色。预示：膀胱及子宫疾病。

鼻根部皮肤红肿。预示：慢性泪囊炎。

鞍鼻，即鼻梁的鼻骨部位变平，甚至下陷，而相对地眉间和鼻尖显得翘起，整个鼻子看上去变短，形如马鞍。预示：梅毒、鼻外伤、麻风病、鼻中隔软骨发育不良或先天性鼻骨发育不良。

鼻子弯曲一侧内。预示：全身性遗传性疾病。

鼻窍(鼻孔)红肿，因热所致。预示：鼻疮、鼻疔、鼻疖、鼻疳、鼻疽等病。

鼻尖肿大。预示：心脏扩大。

鼻子很硬。预示：动脉有硬化的迹象，或胆固醇太高，心脏脂肪积累太多。

急性鼻黏膜肿胀，为炎症充血引起，伴有鼻塞和流鼻涕。预示：急性鼻炎。

单侧鼻出血。预示：外伤、鼻腔癌肿、鼻中隔偏曲、鼻腔邪毒感染、局部脉络损伤等。

双侧鼻出血。预示：全身脏腑功能失调，如高血压、肝脾疾患、血液系统疾病、全身急性热病、缺乏维生素 C 或维生素 K 等。

鼻翼翕动，呼吸急促，甚至面色青紫。预示：高热、急性脑炎或大叶性肺炎。

鼻尖发硬。预示：动脉硬化、胆固醇偏高。

鼻梁下陷呈鞍状，大鼻孔，体型明显矮小。预示：多发性骨发育障碍。

鼻堵塞。预示：感冒、鼻炎、鼻窦炎、鼻息肉、恶性肿瘤或鼻腔异物。

鼻腔长期有脓性分泌物，且伴头痛（朝轻暮重）或低热。预示：慢性鼻窦炎。

鼻腔分泌浆液性分泌物。预示：慢性鼻炎、局部理化因素刺激。

鼻腔分泌水样分泌物。预示：急性鼻炎早期、过敏性鼻炎发作期。

鼻腔分泌物呈黄色干痂，且恶臭。预示：慢性萎缩性鼻炎。

鼻腔或皮肤黏膜有成簇的毛细血管，常伴有不明原因的消化道出血。预示：遗传性毛细血管扩张症。

鼻孔奇痒。预示：脑肿瘤。

鼻孔内缘红，鼻中隔溃疡。预示：梅毒。

成年人不明原因的鼻塞，分泌血丝样分泌物，伴有咯血。预示：鼻咽癌。

鼻出血，伴有少尿、浮肿、高血压及肾功能损害。预示：肾功能不全。

鼻出血，伴有高热。预示：急性热病。

鼻出血，好发于40岁以上者。预示：动脉硬化。

鼻出血，伴有颈静脉怒张。预示：肺心病、纵隔肿瘤、二尖瓣狭窄、胸腔动脉瘤。

鼻出血，伴有皮肤黏膜广泛性出血。预示：出血性疾病。

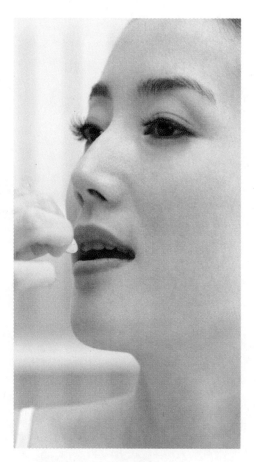

青春期女性周期性鼻出血。预示：倒经。

青年期大量鼻出血。预示：鼻咽纤维瘤。

闭塞性鼻音。预示：伤风感冒、鼻腔肿瘤或慢性肥厚性鼻炎。

鼻出血。预示：子宫内膜异位症。

嗅觉丧失。预示：鼻子内部肿瘤、嗅神经受损、脑部肿瘤。

嗅觉减退。预示：严重感冒、过敏性鼻炎、急性鼻炎、萎缩性鼻炎、慢性鼻窦炎等。

健康宝典

日常鼻保健须知

1.养成好习惯，加强鼻保健

①冷水洗鼻。一年四季提倡冷水洗鼻，尤其是早上洗脸时，用冷水洗几次鼻腔，可改善鼻黏膜的血液循环，增强鼻对天气的适应能力，预防感冒及呼吸道其他疾患。

②鼻子按摩。养成经常对鼻子按摩的好习惯，经常按摩鼻子，不仅可促进鼻黏膜的血液循环，有利于分泌正常的鼻黏液，还有利于增强鼻黏膜的抗病能力，预防感冒和鼻炎，并能使鼻腔湿润，保持黏膜湿度正常。

③立冬后，加强鼻的保健。当鼻腔黏膜温度下降到32℃左右时，局部血液循环便明显迟滞，免疫细胞的吞噬能力也随之下降，各种病毒便乘虚而入，因此，入冬后应加强鼻的保健。

2.擤鼻涕讲学问

小小的擤鼻涕动作却深含大学问，因为人在生病时擤鼻涕会让含有病菌的鼻膜黏液再度跑回鼻窦之中，不但会使感冒病情恶化，还会导致鼻窦感染。所以，应注意擤鼻涕的正确方法，以免造成对身体的二度危害。

①轻轻地擤鼻涕，一次一个鼻孔。同时擤两个鼻孔，容易造成头颅内压力不平衡，影响听力。

②擤鼻涕之后的卫生纸，最好马上用马桶冲走，或者丢弃在密闭垃圾桶内，以免病菌散布在空气不流通的房间，传染给其他人。

3.纠正不良习惯

①不要用手挖鼻子。如果鼻腔发干发痒，可把手绢浸湿或用消毒湿棉签在鼻腔中擦洗。切忌用手去挖，这样有损于鼻腔，破坏鼻腔的生理作用，易患急性鼻炎。

②不要挤压长了疖子的鼻腔部位。因为鼻腔里血管丰富，静脉无瓣膜，若细菌扩散后可引起海绵窦感染或严重的颅内并发症。

③不要拔鼻毛。可用小剪刀将鼻毛剪至不露出鼻孔为宜。

④不要用口呼吸。学会用鼻孔呼吸，张口呼吸时鼻腔起不到调温、湿化、自洁的作用，对支气管和肺脏有疾患的患者更无益处。

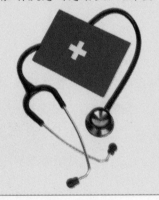

鼻窦炎的治疗

1 中药治疗

筋通鼻炎水、胆香鼻炎片、鼻渊丸、苍耳子鼻炎胶囊、鼻炎丸、香菊片、鼻通丸、鼻渊舒口服液等中成药都是治疗鼻窦炎的常规用药。

2 西药治疗

急性化脓性鼻窦炎：抗生素或磺胺类药物，足量，以控制感染，防止其转为慢性；1%麻黄素生理盐水滴鼻，每次 1 ~ 2 滴，每日 2 次；头痛剧烈者，可服用镇静止痛药。

慢性化脓性鼻窦炎：以局部治疗为主，可选用血管收缩剂滴鼻，常用1%麻黄素生理盐水、滴鼻净等；在滴鼻液中加入地塞米松、倍他米松等。应注意滴鼻净不宜长期使用，以免发生药物性鼻炎。

3 手术治疗

鼻窦炎是鼻窦内的化脓性炎症，以流脓鼻涕、头痛为主，治疗时除滴用鼻黏膜收缩剂外，还要使用抗生素以消除鼻窦内的细菌感染，或做上颌窦穿刺术，必要时应进行鼻窦根治手术。

4 按摩治疗

按摩足底部、足外侧及足背部的反射区，都能起到较好的疗效；按摩迎香穴、上迎香穴和内迎香穴，每日每穴 30 次；也可用微型鼻炎治疗仪按摩鼻通穴，均有治疗作用。

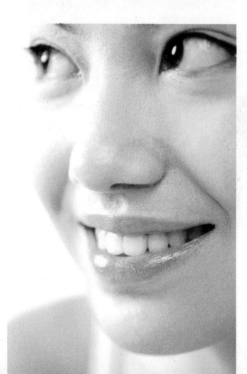

耳 朵

耳是人体重要的器官之一，它不仅是听觉器官，而且还有保持身体平衡的功能。如果出现耳痛的现象，有可能是疾病的信号，应引起足够的重视。

耳朵的危险信号

耳朵流液。预示：急性化脓性中

耳炎、慢性化脓性中耳炎、外耳道发炎、鼓膜破裂、外耳恶性肿瘤。

耳流脓。预示：急性化脓性中耳炎、慢性中耳炎、中耳肿瘤。

耳疼。预示：耳气压伤、外耳道疖。

耳聋。预示：粘连性中耳炎、耳道感染、内耳硬化、耳咽管堵塞。

突然耳聋。预示：内耳微循环障碍、感染病毒、感冒。

耳枯萎皱薄。预示：肾气竭绝。

耳厚且白。预示：气虚有痰、肾败，见于垂危病人。

旋耳疮，耳道或耳郭周围肤色潮红、糜烂、渗液、结痂，伴有灼热、瘙痒、疼痛。预示：脾虚血少、生风化燥。

耳郭红赤。预示：疖肿、冻疮或中耳炎。

耳郭潮红流液。预示：耳郭湿疹，常见于婴儿。

久病耳郭微红。预示：阴虚火动。

耳朵呈白色。预示：受风寒或寒邪直中，也见于贫血病。

耳郭上产生白色的糖皮样皮肤脱屑，擦之不易除去。预示：各种皮肤病。

耳郭淡白无血色。预示：贫血、失血症或慢性消耗性疾病。

耳郭发黄，或如橘皮，或如烟熏。预示：肝胆疾病。

耳郭颜色加深，呈鲜红色或暗红色。预示：急性热病。

耳郭颜色加深，呈鲜红色或暗红色，伴有红肿疼痛，属肝胆热盛，火毒上攻。预示：耳郭炎症、中耳炎、耳部疖肿或耳部湿疹。

耳郭颜色晦暗，偏青灰色而暗。预示：热病后期肾水亏极。

耳垂下部有界限清楚、大小不等的坚韧肿块。预示：腮腺混合瘤。

耳垂与下颌角之间出现单个包块，坚硬如石，不活动，常伴有面神经瘫痪。预示：腮腺瘤。

耳痛。耳内有脓性分泌物流出，常伴有畏寒、发热、头痛及全身中毒症状。预示：急性中耳炎。

前庭大腺（属内耳）增大，触诊有波动感，且有明显触痛。预示：前庭大腺脓肿。

前庭大腺（属内耳）增大，触诊有囊状感，但属无炎症的一般表现。预示：前庭大腺囊肿。

耳内流血，常由颅脑耳部外伤引起，有恶臭。预示：耳部晚期恶性肿瘤。

耳内流水。预示：头颅外伤性骨折以及慢性化脓性中耳炎的颅内并发症，或颞骨肿瘤放疗（或电疗）后症状。

外耳痛。预示：耳部的外伤或外耳的急性炎症，如外耳道疖肿、耳郭化脓性软骨膜炎。

外耳道长期有脓性的恶臭分泌物，伴有胆脂瘤形成。预示：慢性化脓性中耳炎。

外耳道分泌物呈浆液性，无臭味。预示：浆液性中耳炎。

外耳道有血性分泌物或流血。预示：肿瘤、外伤或颅骨骨折。

耳穴呈现青灰色。预示：疾病深重。

耳朵肝区呈点状、片状红润，有光泽。预示：急性肝炎。

耳朵胆区呈片状红润。预示：急性胆囊炎。

耳朵大肠区呈片状充血。预示：急性肠炎。

耳朵扁桃体穴呈片状隆起、红润或呈暗紫色。预示：慢性扁桃体炎。

耳朵局部区域呈点状、片状或不

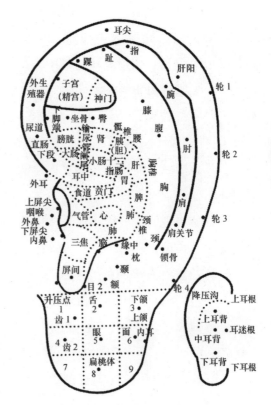

规则红润，颜色鲜红。预示：急性病症、痛症疾病。

耳朵局部呈点状或片状白色隆起，光泽发亮，或边缘红晕。预示：慢性疾病。

耳朵腰椎区呈片状红润或暗红色。预示：椎旁韧带劳损或棘间韧带劳损。

耳朵腰肌区呈片状红润。预示：腰肌劳损。

耳朵胃区呈现点状或片状红润，界限不清。预示：急性胃炎。

耳朵十二指肠穴上呈现片状红

19

润，边缘不清。预示：十二指肠发炎。

耳朵十二指肠穴上呈现点状红润。边缘整齐，或侵及耳轮脚中缘。预示：十二指肠溃疡活动期。

耳若红肿属胆经有热。红而痛多。预示：肝胆湿热火毒上蒸，或有炎症。

耳色暗红多有瘀血。预示：血液循环不畅。

耳背出现明显的细小血管，伴耳根发凉。预示：麻疹。

耳色发白为寒。预示：感受风寒。

耳色淡白。预示：气血亏虚。

耳薄而白，多为肾气衰败。预示：疾病危重。

耳轮青白。预示：有虚寒。

耳色发黑。预示：肾气亏损。

耳郭发黄，兼有面黄、眼球发黄。预示：黄疸。

耳郭呈黄赤色。预示：有内热，受风或有湿热。

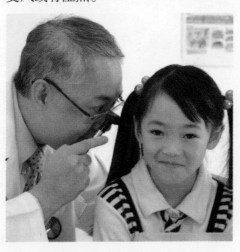

耳郭出现白灰色、灰暗色，或一片红晕，或内白色外一圈红晕并呈点状或片状的皮肤颜色改变。预示：慢性胃炎、胃及十二指肠溃疡、急性气管炎、慢性气管炎、肝胆病、肾炎、各种关节炎、头痛、头晕、急性阑尾炎、眼病、妇科病、心脏病等。

在耳内最上面的凹窝及耳眼旁的凹窝出现白色片状似糠皮样的皮屑。预示：皮肤病或妇科病。

耳轮皮肤粗糙，似鱼背，为久病有瘀血。预示：慢性阑尾炎。

耳郭极其干燥。预示：肾精亏虚，或有糖尿病。

耳背皱凹不平，好似用指甲压过的痕迹，属于微小的畸形。预示：先天性神经发育不良，易患精神分裂症。

冬季耳轮紫红或青紫发烂、流水。预示：冻疮。

从耳垂上的凹沟（耳屏切迹）斜向下出现一条耳折线。预示：冠心病。

延缓耳朵衰老有妙招

人体器官随着年龄的增长出现衰退是自然现象，听觉器官也一样，会随着年龄的增长而渐趋老化。那么，我们该如何延缓老年性耳聋的发生呢？

耳鸣的科学饮食

当今社会，随着人们生活方式、饮食结构的改变，环境和噪声污染加剧了耳鸣现象，其发病率在逐渐升高。耳鸣虽然没有特殊的预防及护理措施，但按照中医要求，从饮食方面就要加以注意，这样或许可以把耳鸣"吃掉"。

有关专家提醒人们，要注意减少肥甘饮食，以防止积滞成痰，加重病情。对肾虚耳鸣耳聋者，尤其要注意作息时间，减少温热干燥的食物；脾虚病人尤要注意饮食调理，并要忌饮浓茶、咖啡、可可、酒等刺激性饮料。

1.不要过多摄入脂肪

大量摄入脂类食物会使血脂升高，血压黏度增大，引起动脉硬化。内耳对供血障碍最为敏感，出现血液循环障碍时，会导致听神经营养缺乏，从而产生耳聋耳鸣。中年人每日脂肪总摄入量应控制在40克以内，应少吃各种动物内脏、肥肉、奶油、蛋黄、鱼子酱、油炸食物等含脂类的食物。

2.多吃富含铁的食物

铁是人体内必需的微量元素之一，有着重要的生理功能。缺铁容易使红细胞变硬，运输氧的能力下降。耳部营养供给不足，可使听觉细胞受损，导致听力下降。补铁能有效预防和延缓中年人耳鸣、耳聋，还可以保持身体健康。45岁以上的人群，不论男女，每天铁的摄入量不应少于12毫克。

3.常吃有活血作用的食物

活血化瘀能扩张血管，改善血液黏稠度，有利于保持耳部小血管的正常微循环，所以应常食用黑木耳、韭菜、红葡萄酒、黄酒等食物。

4.养成喝牛奶的习惯

牛奶中含有已知维生素（维生素A、维生素D、维生素B、维生素E和胡萝卜素），这些维生素与钙的吸收利用对防治改善血液循环和耳鸣症状有很大的帮助。

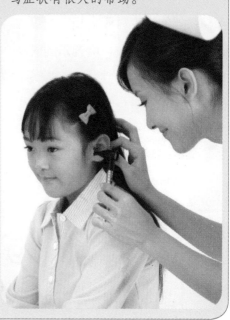

1 精神方面

积极参加社会活动，减轻压力，保持乐观向上、不急不躁的心情。当人情绪激动或着急之后，肾上腺素分泌增加，会造成内耳供氧不足，导致突发性耳聋。

2 饮食结构

多吃含锌、铁、钙丰富的食物，可减少微量元素的缺乏，从而有助于扩张微血管，改善内耳的血液供应，防止听力减退。切忌长期食用高盐、高脂肪、低纤维素食品，切忌暴饮暴食，要戒除烟酒。

3 避免接触噪声

长时间接触噪声可导致噪声耳聋，强烈的噪声对听力损害会更大。因此，应远离噪声，听音乐的时间不宜过长，音量也不宜过大。听久了应休息一会儿，避免听觉疲劳。

4 忌掏耳朵

俗话说："耳不掏不聋。"外耳道皮肤比较嫩，与软骨膜连接得比较紧密，皮下组织少，血液循环差，掏耳朵时如果用力不当容易引起外耳道损伤、感染，导致外耳道肿、发炎、溃烂。掏耳朵时，稍不注意，掏耳勺还会伤及鼓膜或听小骨，造成鼓穿孔，影响听力。

5 多做耳朵保健操

经常按摩耳朵可促进内耳血液循环。按摩耳郭、捏耳垂，也可以按摩颈后发际两侧凹陷处的风池穴；或闭目静坐，将两手食指分别置入两耳孔中，然后迅速离开两耳孔，如此连续做 10 次。此运动有醒脑健智、聪耳明目的作用。

6 谨慎用药

慎用或禁用对听神经有损害的药物。为防止药物性耳聋的发生，要严格掌握药物使用的适应证。氨基糖苷类抗生素是引发耳蜗损害最多的一种耳毒性药物，因此，应避免滥用这类抗生素，家族中有耳毒性药物过敏史者更应慎用此类药物。

7 积极治疗疾病

高血压、高血脂、脑动脉硬化及糖尿病等疾病，特别是合并动脉硬化者，内耳血运极易发生障碍而引起突发性耳聋。积极治疗这类疾病，对延缓老年人听力减退有非常重要的作用。

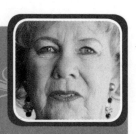

嘴唇与口腔健康

人体的各种疾病都会有许多外部表象，而很多疾病的症状都是通过口腔器官表现出来的。所以，得了口腔疾病要及时治疗，以防疾病发展恶化。

嘴唇

如果说眼睛是心灵的窗口，那么嘴唇可以看作是健康的窗口。嘴唇的颜色、光泽等无一不反映人体的健康状况。正常健康的嘴唇一般红润而有光泽，干湿适度而有弹性。一旦身体有问题，嘴唇就会发生改变。

嘴唇的危险信号

口唇突发肿胀，不红赤，无疼痛。预示：血管神经性水肿。

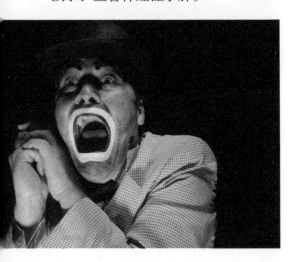

唇风，口唇发痒，红肿流脓，痛如火灼，皱裂脱屑，状若无皮，多发生于下唇。预示：阳明胃经风火上攻。

唇菌，口唇肿起，翻突如菌状，触之不痛。预示：心脾积热，气滞血瘀。

紧唇，唇口窄小，难以开合，饮食受限。预示：风痰。

茧唇，唇上初起如豆，渐长如蚕茧，坚硬疼痛。预示：唇癌。

唇疽，唇之上下左右，生出色紫有头、如枣李大小的肿物，肿硬如铁。预示：脾胃积热。

唇疳，小儿口唇四旁，红赤无皮，不时燥裂。预示：阳明湿热上塞。

唇核，唇肿生核，色赤，按之坚硬。预示：脾经湿热凝结。

下唇外缘有凹凸不平的肿块，基底坚实，容易出血，其后表面破溃糜烂，有臭味。预示：唇癌。

口唇红斑，口唇出现红色斑片，以手压之即褪色。预示：遗传性毛细血管扩张症。

23

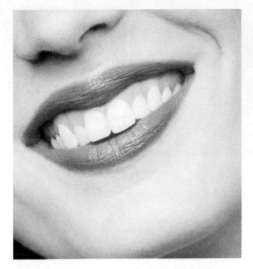

唇裂，口唇干燥焦裂，或裂开出血，主津液已伤，唇失滋润。预示：外感燥热之邪或脾经有热。

唇现紫色，多为胃气虚寒，又可见于血瘀；唇色发绀并干焦，主内有瘀热，下唇黏膜上出现紫红色斑块，不论其大小多少。预示：消化道癌症。

唇现蓝色，临床上极少见，唇黏膜呈现紫蓝色。预示：心肺虚衰。

上唇系带上出现一个或多个大小不等、形状不一的赘生物（结节或条索），其表面呈灰白或粉红色。预示：有痔瘘存在。

上唇系带出现白色颗粒样赘生物。预示：急慢性腰痛。

唇色泛青，气滞血瘀，血液不流畅。预示：血管栓塞或卒中等急暴之症。

唇色发绀。预示：发绀性疾病。

唇色发白。预示：脾胃虚弱、气血不足，可能患有贫血、失血症。

唇色黯黑而浊。预示：消化系统病变。

唇红干燥，结痂皲裂，脱痂后表面光亮，反复发作，病程缓慢，且无全身症状。预示：剥脱性唇炎。

唇周、口腔黏膜及指（趾）端掌面色素沉着，伴血便或肠梗阻等症状。预示：黑色素沉着肠道息肉综合征。

唇部水泡，糜烂、结痂及溃疡，与强烈阳光照射有关。预示：光化性唇炎。

唇部出现压之褪色的毛斑点。预示：遗传性毛细血管扩张症。

唇部呈现红色斑块（好发于下唇），表面光滑，无自觉症状。预示：浆细胞性唇炎。

唇部、口角，特别是下唇及口腔黏膜上有褐、黑色斑点，有时很密集，有不适感。预示：胃肠道中有多发性息肉。

唇部呈现界限清楚的鳞屑性斑片，表面粗糙，易发生皲裂，常同时伴有全身的皮损。预示：银屑病。

唇上出现黑色斑块，口唇边缘有色素沉着。预示：慢性肾上腺皮质功能减退。

上唇苍白泛青。预示：大肠虚寒、

胀气。

上唇一侧或两侧裂缝，形似兔唇。预示：唇裂，有些病人可同时伴有腭裂。

下唇外缘表面有凹凸不平的肿块，表面易出血。预示：唇癌。

下唇呈弥漫性肿胀，局部可触及数个2～3厘米的硬块儿，预示：液腺；晨起张口时嘴发黏，预示：连感、腺性唇炎。

下唇呈现黄豆大小的透明性的囊肿。预示：唇黏液腺囊肿。

下唇变苍白。预示：胃虚寒。

下唇黏膜出现像粟粒大小的淡红色或淡白色丘疹，呈半透明状突起。预示：蛔虫病。

下唇黏膜面出现圆形或椭圆形紫黑色斑块，不高出皮肤，压之不褪色。预示：可能患有消化道癌症。

唇厚，婴儿上下唇增厚变大，且舌大常外伸出口，前额皱纹明显，智力低下，个矮面呆。预示：克汀病。

嘴巴周围有放射线状条纹，是雷克斯氏征候。预示：先天性梅毒。

唇上翘。预示：子宫癌。

唇肥，唇厚舌大，面白虚胖，毛发稀少。预示：甲状腺功能减退。

口唇呈苍白色。预示：虚脱、贫血。

唇色惨白伴有呕吐。预示：胃气虚。

唇白，饮食较少，伴有咳嗽。预示：脾肺气虚。

唇白，眼内角也少血色，同时四肢浮肿，面色瘦白，脉搏较快，属心虚血不足之象。预示：主动脉瓣关闭不全的心脏病。

孕妇唇白为血不足。预示：生产时有难产的可能。

唇色紫暗，呼吸急促。预示：心、肺功能异常。

唇色紫黑焦干。预示：病情危重。

唇色淡红，为虚证和寒证。预示：轻度贫血。

唇红异常如樱桃。预示：煤气中毒。

紫红唇多为血瘀。预示：肺心病、风湿性心脏病、冠心病、肺气肿等。

唇色青，若眼角皮肤呈青灰色。预示：慢性肝病。

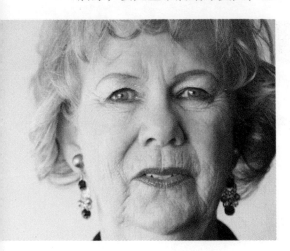

唇色青紫，是血液循环发生了障碍。预示：冠心病。

口　腔

口腔是身体健康的门户。口腔参与摄取食物、咀嚼、吞咽、语言表达、感觉和形成表情的功能，以及参与呼吸、形成容貌和表达心理、情感等人体活动。因此，口腔健康与全身健康密切关联，口腔疾病可以成为全身性疾病的病灶，某些全身性疾病在口腔又有特定的表现。

口腔的危险信号

口酸。预示：慢性胃炎、胃及十二指肠溃疡。

口咸。预示：口腔溃疡、慢性咽炎，有时也会出现在慢性肾炎、肾功能损害者身上。

口涩。预示：严重传染病、癌症病人病情恶化。

口淡。预示：脾胃虚寒或病后脾虚运气无力，内分泌疾病、消化系统疾病及长期发热的营养不良、消耗性疾病、蛋白质及热量不足等。

口甜。预示：糖尿病或消化功能紊乱。

口香。预示：糖尿病。

口辣，自觉口中有辣味，舌头有麻木感。预示：神经官能症、高血压、更年期综合征及长期低热的表征。

口苦，夜间醒来或晨起后片刻会有轻微的口苦或口里酸涩的感觉，刷牙漱口也没有用。预示：胆囊功能差、胃肠功能疾病、急性炎症、口腔疾病、内分泌疾病、情绪紧张。

口淡。预示：久病脾胃虚寒。

口腔出血。预示：牙周炎、口腔

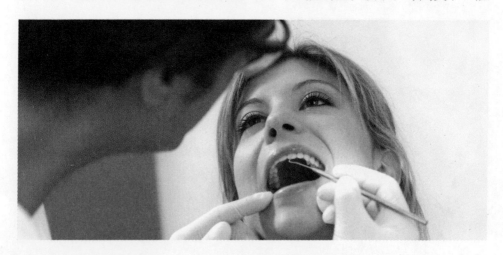

溃疡、全身性疾病、血液疾病。

口振、口唇上下振摇，呈寒栗鼓颌之状。预示：阳气不振所致，常见于疟疾初期。

口僻、口角㖞斜。预示：卒中病，是肝经风痰阻络所致。

口噤、口闭且难以张开，牙关紧闭。预示：痉病、惊风。

口摄、唇口收缩、变窄变小无法开合，又名摄口。预示：破伤风。

口动、口开合频繁、无法自禁。预示：气行将亡绝。

张口困难。预示：癔症、破伤风、颧下窝肿瘤、翼颚窝肿瘤、下颌关节炎、下颌关节强直、下颌智齿冠周炎、下颌关节深部肿瘤、下颌关节周围组织外伤、颌面部间隙感染、鼻咽部肿瘤。

口臭。预示：可能患有牙病、全身性疾病、代谢性疾病、口腔斑纹症、癌症。

口流白色黏涎。预示：脾虚湿热证。

流涎不止，口眼㖞斜。预示：卒中病的中风经络证，或见于半身不遂。

小孩流涎。预示：痴呆症或克汀症、智力发育不良或内分泌发育不足。

小儿口流白涎，同时伴有面黄肌瘦、厌食。预示：贫血。

小窍门让各种口臭一扫而光

1.饮食导致的口臭

吃了大蒜等刺激性食物后，会导致口腔出现异味，这时可以用吃生花生、咀嚼茶叶或慢饮牛奶的方法除去口臭。

2.口腔疾病导致的口臭

如龋齿、牙龈炎、牙髓炎、化脓性扁桃体炎及唾液腺炎等引起的腐败性口臭，应及时去看牙科，同时多吃含有维生素C的食物。

3.其他疾病导致的口臭

因鼻咽部及鼻腔疾病中的化脓性上颌窦炎、萎缩性鼻炎、慢性胃炎、十二指肠溃疡等肠胃疾病引起的口臭；肺脓肿患者常出现腐酸性口臭、恶臭，肺结核咯血、支气管扩张咯血者常出现血腥味口臭；因便秘和肠梗塞导致的口臭；因呼吸系统疾病导致的口臭等。以上疾病因素引发的口臭，应及时看医生，对症下药，消除病因，可有效除去口臭。

4.积极预防口臭

除了以上几点外，要想赶走口臭，应坚持每天早晚刷牙和饭后漱口，保持口腔清洁卫生，定期检查是否有牙周病、干口症或其他疾病，这也是预防口臭最为有效的方法。

牙 齿

牙齿与健康和长寿有着密切的关系。牙齿是否结实，不仅对人的身体有影响，同时也会对人的精神产生一定作用。

牙齿的危险信号

成人磨牙。预示：情绪紧张、局部或全身性疾病。

牙齿酸痛。预示：珐琅质磨损、牙龈萎缩、蛀牙或是牙齿断裂。

牙痛。预示：牙髓炎、牙齿敏感症、根尖周炎、高血压、冠心病、神经衰弱、流行性感冒、三叉神经疼、女性经前期综合征。

口腔黏膜有灰白色假膜，伴糜烂，疼痛显著。预示：链球菌性口腔黏膜炎。

口角黏膜发红，浸渍发白，轻度肿胀。预示：口角炎。

牙齿稀疏松动，齿根暴脱。预示：肾气亏虚或

虚火上炎。

牙齿干燥，根部有垢。预示：火盛津伤，气液尚未枯竭。

牙齿上润下燥。预示：肾水亏乏。

牙齿松动，咀嚼无力，劳累后加重，伴有身体困乏。预示：肾虚。

门牙干燥，身热目痛鼻干，不得卧。预示：欲发斑疹及行将衄血。

齿疏脱落，伴有牙龈充血水肿。预示：牙周炎。

门齿间隙增宽，其切缘中央呈半月形凹陷。预示：先天性梅毒。

单牙间隙变宽。预示：糖尿病、肢端肥大症、甲状旁腺功能亢进症。

齿龈淡白。预示：血虚、失血性疾病、贫血、慢性肝病，以及其他慢性消耗性疾病。

冷饮酸痛。预示：龋齿、牙本质过敏。

牙关紧闭，难以启口。预示：风痰阻络或热极动风。

牙疔，牙缝间肿起一块，形如粟米，痛连腮项。预示：胃经火毒上攻。

牙龈蓝线。预示：感染铅毒。

牙龈红肿疼痛。预示：外感风热邪毒或胃火上炎。

感冒时牙床边缘出红线。预示：缺乏维生素 C。

黏膜疹，颊黏膜充血、肿胀，并伴有血点，常为双侧对称性发生。预示：风疹、猩红热及药物中毒。

上颚中柱直，周边清晰，无弯曲断裂，中柱上多见褐色斑点，硬颚部有散在的紫褐色透明小点，硬颚以暗紫或紫色为主。预示：冠心病。

牙齿枯槁。预示：精气内竭。

牙齿光燥如石。预示：胃热。

牙龈色白。预示：贫血。

牙龈肿痛。预示：胃火旺盛。

健康宝典

刷牙，你会吗？

大家都知道，刷牙是预防牙齿疾病的第一步，然而为何很多人每天都坚持早晚刷牙，却时常有口腔疾病的发生呢？这是因为，我们除了要养成刷牙的习惯外，还应懂得正确的刷牙方式，否则就无法达到保护牙齿、预防牙齿疾病的目的。

1.正确的刷牙方式

将牙刷刷毛与牙齿表面成45°角并轻压在牙齿和牙龈的交界处，轻轻地做小圆弧的旋转，上排的牙齿从牙龈处往下刷，下排的牙齿从牙龈处往上刷；用正确的刷牙角度和动作清洁上下颌牙齿的内侧和外侧。刷前牙内侧时，要把牙刷竖起来，用适中的力度前后方向刷牙齿的咬合面，把牙刷深入智齿部分，清洁难刷部位。每天饭后刷牙，每次刷牙2～3分钟。

2.选好牙刷

依照口腔保健要求，以选用排列稀疏、毛孔间距较大、20个孔左右，两排或三排的保健牙刷为宜。刷头不要过大，能在口腔内翻转自如即可，刷毛不可过粗、过硬。可选择刷毛优质且尖端磨细、磨圆的牙刷，这样既能插进牙缝，又减少对牙龈的损伤。而且刷牙后，牙刷也较易清洁。

3.温水刷牙

牙齿进行新陈代谢的最佳温度为35℃。倘若刷牙时不注意水温，经常使牙齿受到骤冷或骤热的刺激，不仅容易引起牙髓出血和痉挛，还会直接影响牙齿的正常代谢，从而发生牙病，缩短牙齿的寿命。而温水则是一种良性保护剂，对口腔、牙齿、咽喉都有保护作用。

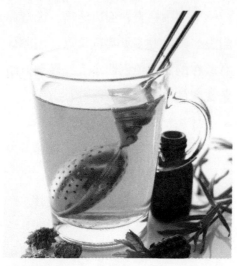

验方巧治牙痛

①取适量大蒜，捣烂，温热后敷在痛点上。适用于缓解牙髓炎、牙周炎及牙痛等症状。

②把味精与温开水按照 1∶50 的比例化开后，口含味精溶液，待一会儿再吐掉，这样连续几次，坚持两天后牙痛就会消失。

③牙痛的时候，可以切一片生姜咬在痛处，必要的时候可以重复使用。

④取白胡椒粉 10 克研成末，加白酒调成糊状，分成 4 次放入牙洞内。

⑤取蜂房适量，加适量纯酒精，点火燃烧，待蜂房烧成黑灰时，用手指蘸灰涂于患牙，一般 4 ~ 5 分钟可以止痛。

⑥取生猪油、新棉花各少许。用棉花裹着猪油烤热，咬在牙痛处片刻，

1 次 1 换，反复数次。

⑦取六神丸 1 ~ 2 粒，碾碎置于患牙龈上 5 ~ 10 分钟，每天 1 次，一般不超过 3 次。

⑧取白酒 100 克放入杯中，再加入食盐 10 克，搅拌，等食盐溶化后烧开，含一口在疼痛的地方，牙痛会立即止住。

舌 头

舌头通过经络直接或间接地联系许多脏腑的精气上营使之灵活，所以脏腑的病变，往往能从舌象上反映出来。观察舌质和舌苔是中医诊断疾病的主要方法之一。

舌头的危险信号

重色，舌体强硬，运动失常，舌色深红。预示：人体内脏出现病变。与脑、肝、肾诸脏疾患密切相关，如脑炎、脑挫裂伤、脑卒中、高热昏迷、肝昏迷及尿毒症等。

瘦缩舌，舌体枯瘦，舌面干燥无津，舌色淡白。预示：疾病晚期或极度衰弱消瘦，预后多不良。

裂纹舌，呈鹅卵石形、脑回形、不整形及羽毛形，宽窄不等，深浅不

一。预示：热性疾病、慢性消耗性疾病、营养缺乏症等。

镜面舌，无舌苔，舌面光滑如镜。预示：严重营养不良与巨细胞性贫血，重度腹水浮肿、肝癌晚期、高位肠瘘等。

舌歪斜，若伴有舌色淡，舌苔渐清，预示：脑血管疾患；若伴有舌色红绛，预示：脑卒中。

舌呈白色，舌质呈淡红色，有的甚至全无血色，如纸样淡白是血色素偏低的表现。预示：贫血、营养不良、内分泌功能不足、慢性肾炎等。

舌呈黄色，舌色黄红相间，红少黄多，舌体及舌侧略带浅黄或淡紫，舌面有紫赤小点，舌体胖大。预示：肝胆疾病。

舌呈红色。舌色比淡红色要深，甚至是鲜红色，预示：高热症和化脓性感染症；如舌边发红，预示：高血压、甲状腺功能亢进。

舌呈蓝色。预示：急

性胰腺炎、心血管疾病、肺心病及肿瘤晚期。

舌呈青紫色。预示：肺部疾病、慢性支气管炎、充血性心力衰竭、肝硬化、多种妇科疾病、癌症、心血管系统疾病、胃肠道疾病等。

肿胀舌，舌体肿大，口内难以容纳，只能把舌头伸出口外，无法缩回。预示：小儿甲状腺功能减退症。

芒刺舌，即舌生芒刺。预示：高热或肺炎。

胖大舌，舌体较正常舌大，伸舌满口，多因水湿痰饮阻滞所致。预示：肾炎及内分泌功能低下。

长期舌体肥大。预示：晚期梅毒、甲状腺功能低下或系统性淀粉样变性。

齿痕舌，舌体边缘可见牙齿的痕迹，犹

如裙子的边缘；或叫印舌，又称为裙边舌，常与胖大舌同时出现。预示：营养不良。

瘦薄舌，舌体瘦小而薄，由于气血阴液不足，不能充盈舌体所致。预示：慢性消耗性疾病，多伴有全身消瘦。

斜舌，伸舌时舌体偏斜一侧，多伴有口眼㖞斜，语言不利等；如果伴有半身不遂，则为偏瘫。预示：脑血管意外、卒中或卒中后遗症。

舌面呈斑块状的光滑区。预示：缺乏维生素 A。

牛肉舌，舌质暗红。预示：恶性贫血。

颤动舌，伸舌时舌体颤动，不能自主，为肝风内动之征象。预示：高

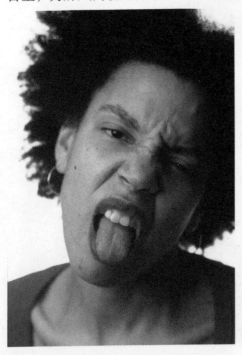

热、高血压、卒中、极度虚弱、神经官能症、帕金森综合征、慢性酒精中毒或甲状腺功能亢进症。

舌强，舌体僵硬强直，运动不灵。预示：肝性脑病、脑震荡、脑挫伤、脑血管意外、乙型脑炎、高热昏迷等症。

舌纵，舌伸出口外，内收困难或不能收缩，是气虚、痰热扰乱心神的表现。预示：克汀病、毒血症、伸舌样痴呆等症。

舌短缩，舌体紧缩不能伸长，无论因虚因实，皆属危重征候。预示：急性心肌梗死的休克期、肝性脑病、乙脑深度昏迷等症。

舌面体溃疡，其边缘隆起且易于出血。预示：舌癌。

舌呈现浅表性溃疡病灶，有假膜，且反复发作，自觉疼痛。预示：嗜酸性粒细胞性舌溃疡。

舌的两侧边缘有青紫色的条纹或形状不规则的黑斑。预示：肝癌。

舌面或舌的两侧呈现褐色色素斑。预示：肾上腺皮质功能减退。

涩苔，舌苔上津液全无，用手指去摸有干涩的感觉。预示：热性病。

舌质长期呈暗红色或紫色。预示：肺癌、食管癌、贲门癌、鼻咽癌或白血病。

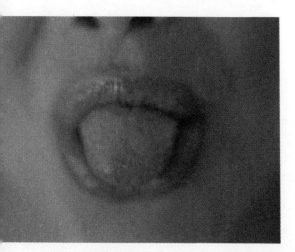

舌质色红且痛。预示：肝病、恶性贫血。

舌质过分发红。预示：高热、化脓性感染等症；若高热不退，舌质由红转绛，病人神态不安。预示：败血症。

舌质淡红或红绛光剥，舌疼痛。预示：糖尿病。

舌质呈粉红色，光滑无苔。预示：吸收不良、缺铁性贫血。

舌苔干燥，呈暗褐色，舌有皲裂，卷动困难。预示：尿毒症、重症感染。

舌苔干、厚、腻。预示：肠梗阻。

穿心舌，舌苔的中间有一小块空白处，舌苔已脱剥，是伤阴的一种表现。预示：体内营养缺乏。

干燥绛紫质的黑舌苔。预示：肺癌、胃癌、食管癌。

黄苔。预示：浅表性胃炎，胃溃疡复发。

舌苔呈褐色。预示：肠梗阻。

绿苔。舌头滑腻，中见绿色。预示：湿热痰饮、瘟疫、湿温病。

舌苔太少。预示：体质虚弱。

舌下脉络呈淡红色或淡蓝色，脉形细小且短，小脉络无变化。预示：崩漏、久泻久痢、虚损劳症、消化不良、脘腹隐痛、月经不调、妇女宫寒不孕等。

舌下脉络青紫。预示：厥心痛、脘腹胀痛、血瘀痛经、痰阻瘀喘息、咯血、吐衄、下血等。

舌下脉络淡紫曲张或呈小结节。预示：痛经、闭经、胸痹心痛、水肿膨胀、脘腹冷痛、卒中、半身不遂及妇女月经不调等。

舌下脉络呈紫红色，且伴有粗长曲张。预示：崩漏、痹证、湿热黄疸、血瘀头痛、温病热入营血等。

舌下出现瘀血丝，且多较舌色青紫、舌面瘀点、瘀斑先出现。预示：肿瘤、肝硬化、冠心病、肝脾肿大、脑血管疾病等。

舌下脉络形态纤细，甚或呈螺旋状扭曲，多呈暗淡红色，有针尖样小红点。预示：神经系统疾病，如抑郁焦虑、失眠、癫痫、梅尼埃病、自主神经功能失调等。

舌下脉络长且瘪，呈灰白色而失红活。预示：呼吸系统、消化系统的

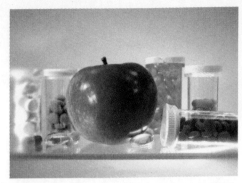

恶性肿瘤、慢性消耗性疾病和免疫功能低下等。

舌质淡白，是气血不足的血亏表现。预示：贫血。

舌质紫暗。多为气血运行不畅的血瘀病症的表现。预示：心脑血管疾病如高血压、中风病。

舌体深红而肿大满口，是心、脾二经有热。预示：感染性病症。

舌体卷缩迟钝或强硬不能够说话。预示：中风或流脑、乙脑及其后遗症。

舌肿大坚硬，不能控制活动，不能转动。预示：惊厥、中风。

舌颤动不止，舌红而抖动。预示：各种中风症，如热病抽搐、高血压、脑血管疾病、中风，以及饮酒过度致酒精中毒、神经颤动。

舌苔厚白而滑，是湿邪内盛的表现。预示：水肿、腹泻。

苔薄黄而滑。预示：小便黄赤、黄疸病。

苔薄黄而干。预示：小便短少及大便秘结。

咽　喉

中国自古便有"咽喉要道"之说，因为咽喉离人体最重要的器官——脑袋最近，走咽喉的经脉一共有八条之多，所有上脑、上头的经脉，全都要经过咽喉，人脑袋的病都跟咽喉和颈椎有关，那么咽喉就成为了一道屏障，来阻挡疾病的上行。我们千万不能小瞧咽喉所出现的问题。

咽喉的危险信号

吞咽困难。预示：可能患有食管癌、食管贲门失弛缓症、反流性食管炎、食管良性狭窄、弥漫性食管痉挛、食管内异物、食管憩室、贲门痉挛、口腔疾病。某些神经系统疾病或肌病，以及邻近器官所致的外来压迫，均可引起吞咽困难。

语音异常，声音高亢，说话较多。预示：实热症，心、肝有病。

声音嘶哑。预示：可能患有急慢性喉炎、喉水肿、白喉、喉结核、喉癌。

咽喉有异物感。预示：可能患有邻近器官疾病，如鼻窦炎、食管炎、茎突过长；全身性疾病，如高血压、心脏病；精神性疾病，如癔症、神经衰弱、咽神经官能症、疑癌症、焦虑；上呼吸道慢性炎症，使咽部末梢循环发生病理变化，造成神经功能障碍而引起咽喉异物感症状；神经肌肉痉挛疾病，如咽肌痉挛、食管肌痉挛、贲门痉挛等可诱致咽喉异常感觉；反流性食管炎，在咽部产生一种反射性堵塞或紧迫感；扁桃体结石、扁桃体肥大、角化症、悬雍垂过长、慢性鼻窦炎等；咽喉、食管、贲门部早期癌肿。

失语。预示：大脑局部肿物，感染中毒性脑病，大脑中、后动脉病变。

谵语。患者神志不清，胡言乱语而声高有力。预示：温热病热入营血，以及胃肠实热证或痰火扰心等。

语颤增强。预示：大叶性肺炎。

语颤增强，伴有叩诊，呈局限性过清音。预示：肺空洞。

语颤增强，伴有突发性胸骨后疼痛。预示：肺梗死。

突然失语。预示：卒中。

双侧语颤减弱。预示：老年性肺气肿、慢性阻塞性肺气肿。

双侧语颤减弱。双肺水泡音。预示：肺水肿、支气管肺炎。

声音嘶哑。预示：癔症、喉结核、用声过度、急性咽炎、甲状腺癌、重症肌无力、全身性衰弱、血管神经性喉头水肿、手术或外伤引起的喉返神经麻痹或损伤。

声音嘶哑，发生在颈部手术之后。预示：喉返神经损伤。

声音嘶哑，伴有心脏明显增大。预示：心肌病、心包积液、二尖瓣狭窄等，或因大心脏压迫喉返神经所致。

声音嘶哑，伴有软颚上抬受限及声带活动受限。预示：延髓麻痹。

声音嘶哑，伴有咳嗽、鼻塞、显著咽痛。预示：急性喉炎。

声音嘶哑，伴有颈部淋巴结肿大，质硬且不能活动。预示：颈部恶性肿瘤、喉部恶性肿瘤。

声音嘶哑，伴有发病急骤，甲状腺

肿大,局部胀痛。预示: 急性甲状腺炎。

咽喉疼痛。预示：咽喉部炎症、血液系统疾病、放疗反应、用喉过度、过敏、腮腺炎。

哑。预示：慢性喉炎，以及鼻、鼻窦、咽部的感染。

长期声音嘶哑，且无明显进行性加重。预示：慢性喉炎。

语调低沉、粗糙、发硬或破裂，早晨较轻，午后加重，说话前常需要清一下嗓子。预示：慢性喉炎。

说话时声音粗糙、低沉，发音费力，早晨较为严重。预示：喉部急性炎症。

随运动或体位的改变而出现声音嘶哑。预示：带蒂的声带息肉。

嘶哑性咳嗽，咳声嘶哑。预示：声带炎症、肿瘤、息肉以及喉返神经受压。

湿性咳嗽，因呼吸道有大量分泌

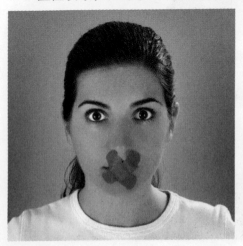

物，咳嗽时可伴有痰液。预示：肺炎、慢性支气管炎、支气管扩张、肺脓肿以及空洞型肺结核。

犬吠样咳嗽，咳声如犬吠。预示：声带肿胀、咽喉部疾患和气管受压。

金属音样咳嗽，咳嗽声如敲击金属发出的音调。预示：主动脉瘤、纵隔肿瘤或支气管癌压迫气管。

粗声性咳嗽，咳嗽粗糙如破竹。预示：白喉与急性喉炎。

咳嗽伴脓痰，痰液呈黄色或绿色，质黏稠。预示：支气管扩张、与肺脓肿以及肺癌晚期合并严重感染。

咳嗽伴咯血。预示：支气管扩张、肺结核及支气管肺癌、二尖瓣狭窄。

咳嗽伴粉红色泡沫痰。预示：高血压、肺水肿、风心病等症。

咳嗽伴胸痛。预示：自发性气胸、肺炎、胸膜炎及支气管肺癌。

咳嗽伴恶臭痰，痰液气味恶臭。预示：肺坏疽、肺脓肿、支气管肺癌晚期。

咳嗽伴杵状指。预示：肺脓肿、支气管扩张、支气管肺癌。

咳嗽伴高热。预示：上呼吸道感染、急性肺炎、肺脓肿、急性支气管炎及急性渗出性胸膜炎等。

咳嗽伴哮鸣音。预示：心源性哮喘、支气管哮喘、支气管异物等。

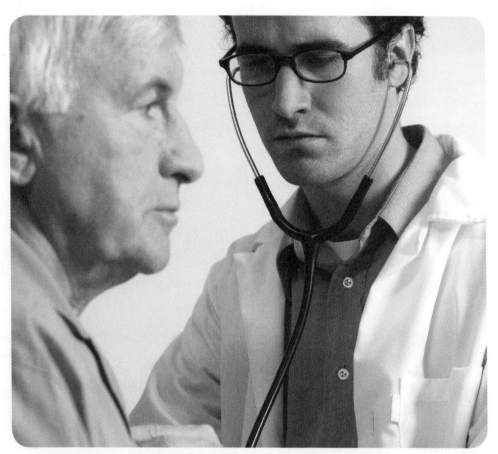

阵发性咳嗽。预示：支气管哮喘。

白天咳嗽。预示：支气管炎、肺炎。

单发的微咳。预示：喉炎、气管炎或肺结核初期。

夜间咳嗽频繁。预示：气管炎。

夜间咳嗽。预示：百日咳、心力衰竭或支气管哮喘。

连续不断地咳嗽。预示：慢性气管炎、支气管扩张或肺结核并伴有空洞。

当体位改变时咳出大量的脓痰。预示：肺脓肿、支气管扩张。

清晨或晚间咳嗽加剧。预示：支气管扩张、慢性支气管炎。

打呼噜。预示：气道狭窄、呼吸道阻塞、甲状腺功能减退、肢端肥大症、肾上腺皮质增生等内分泌系统疾病，慢性支气管炎、肺气肿等呼吸系统疾病，脑梗死、颅外伤、脑干肿瘤等中枢神经系统疾病，慢性高血压、冠心病、心肌病等心血管系统疾病。

双吸气呼吸，指患者在每一次吸气时，连续抽吸两次。预示：呼吸中枢衰竭。

端坐呼吸。预示：充血性心力衰竭、肺源性心脏病。

潮式呼吸，指呼吸由浅慢而渐变为深快，再由深快渐变为浅慢，最后呼吸暂停一段时间，潮式呼吸似潮水涨落，反复进行。预示：脑炎、脑膜炎、糖尿病危重。

叹息呼吸，指患者于急促呼吸之中时而又叹息一次。预示：呼吸中枢衰竭。

深大呼吸。预示：糖尿病酮症酸中毒。

憋气。预示：冠心病病人出现短暂的心肌梗死。

突然发生呼吸频率加快，并伴有呼吸音消失。预示：气胸。

突然发生呼吸频率加快，且与精神因素有关，通过任何检查都缺乏阳性体征。预示：癔症。

突然发生呼吸频率加快，并伴有发绀。预示：肺疾患、严重心脏疾患。

突然发生呼吸频率加快，并伴有意识障碍或瞳孔改变。预示：中毒、

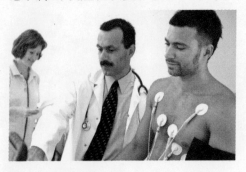

代谢紊乱、脑实质病变或内分泌系统病变。

突然发生呼吸频率加快，并伴有双肺哮鸣音。预示：支气管哮喘、心源性哮喘。

吸气性呼吸困难，这是由大气道或喉部病变引起的气流通过受阻所致。预示：肿瘤、喉癌、喉水肿、喉痉挛、气管受压、气管异物或急性喉炎。

吸气费力并延长。预示：上呼吸道阻塞(喉头水肿)、气管内异物或气管内肿瘤。

双肺底肺泡，呼吸音减弱。预示：大量腹水、腹腔巨大、卵巢肿瘤。

粗糙性呼吸音。预示：肺炎初期、支气管炎。

变调性呼吸音。预示：肺空洞。

吸气时上腹部凹陷。预示：横膈麻痹。

抽泣样呼吸，并伴有吸气过快或伸颈动作。预示：严重脑缺氧。

在严重感染、外伤或手术后突然发生呼吸频率增快，且有明显呼吸困难或发绀。预示：呼吸窘迫综合征。

阵发性夜间呼吸困难，这是较严重的心脏病的标志。预示：高血压、冠心病、急性肺水肿、风湿性心脏病、病毒性心肌炎、病毒性心肌病、慢性阻塞性肺部疾病。

观察双手，可以推断人体肝脏的健康状况，而五脏六腑的病变又能从脚反映出来。所以，通过观察四肢表现出来的症状，可以防患于未然。

四肢与健康

上 肢

日常生活中，人们往往会忽略观察自己的上肢，对疾病露出的蛛丝马迹也视为不见，日积月累，身体就会被可怕的疾病缠绕。在这里，我们可以通过自己的手与胳膊看出身体的一些情况，及时预防身体各种不适症状的出现，从而拥有健康的生活。

上肢的危险信号

絮状白云（点）指甲。预示：一些胃肠道疾患如胃及十二指肠溃疡、溃疡性大肠炎等症，由于机体的消化吸收功能出现障碍，导致出现营养不良。

竖条纹指甲。预示：缺乏维生素 A。

横向白色带指甲，指甲淡白无华。预示：肾脏疾患，如慢性肾炎、慢性肾盂肾炎等。

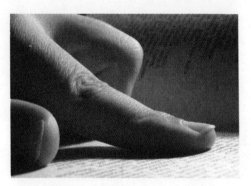

汤匙状（凹陷）指甲。预示：缺铁性贫血。

横纹指甲，甲床上出现条状横纹。预示：心肌梗死的前兆，还可能患有冠状动脉硬化狭窄。

半脱落状指甲。预示：糖尿病。

剥离状指甲。预示：机体代谢紊乱，如甲状腺功能亢进症、末梢循环障碍等。

包裹指尖状指甲。预示：呼吸系统疾患，如支气管扩张、肺癌、肺脓肿等。

青紫色指甲。预示：呼吸系统循环障碍，如慢性肺部疾患、先天性心脏病、心力衰竭。

下端点状出血指甲。预示：心内膜炎。

蓝色指甲。预示：白喉、大叶性肺炎或急性肠道传染病。

蓝色半月状指甲。预示：心力衰竭、心脏病、雷诺氏综合征。

白浊样指甲。预示：肝硬化病变。

樱桃色指甲。预示：一氧化碳中毒。

绯红色指甲。预示：早期肠结核或肺结核。

黑色纵向条纹指甲。预示：重金属中毒。

红色纵向条纹指甲。预示：心脏病、高血压或皮肤病。

指甲松脆、增厚、高低不平，颜色变为灰色或灰褐色。预示：灰指甲。

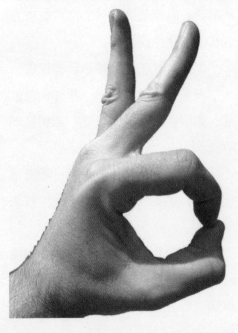

黄色指甲。预示：牛皮癣。

指甲半月形变蓝。预示：心脏疾病、血液循环不良或与手脚指动脉痉挛、风湿性关节炎、红斑狼疮有关。

阴阳指甲，指甲的尖部一半呈粉红色或褐色，而另一半呈白色。预示：慢性肾炎。

指甲变白。预示：肝硬化。

指甲黑点。预示：黑痣或黑色素瘤。

指甲蓝点，指端异常疼痛，有压痛感。预示：血管瘤。

棕灰色指甲。预示：恶性黑色素瘤。

黄色指甲，指甲生长缓慢且厚，并逐步变得坚硬，呈黄色或黄绿色。预示：慢性呼吸道疾病、淋巴或甲状腺疾病。

匙羹指甲。预示：贫血、糖尿病、营养不良等症。

裂纹指甲，指甲上有多种多样的裂纹。预示：牛皮癣、慢性高血压或亚急性细菌性心内膜炎。

卷曲甲，指尖指甲卷曲。预示：肺部或肝脏疾患，以及癌症的征象。

指甲出现豆痕。预示：皮肤病的早期信号。

手心发热。预示：可能患有肺结核、慢性肾盂肾炎、肝病。

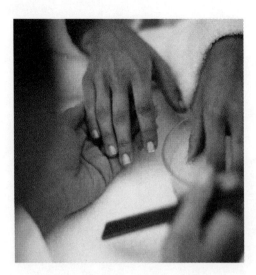

手上出现红线。预示：高血压、风湿病、心脏病等。

手背丘疹，在手背上起小的白色丘疹。预示：胆固醇过高。

手掌发热、发干。预示：甲状腺功能亢进。

手掌出现红斑点。预示：肝炎或糖尿病。

手指粗而短、手板宽而厚。预示：垂体前叶肿瘤。

手指关节肿胀。预示：高尿酸症、痛风病。

指尖纹线出现股沟。预示：心肌梗死或中风。

指关节强直，不能屈伸，伴有疼痛。预示：类风湿性关节炎。

指尖膨大且异常弯曲。预示：先天性心脏病、感染性心肌炎、肺及胸膜脓肿、肺气肿等。

拇指指节较短。预示：易发高血压、心脏病、头痛与中风等症。

拇指靠食指一侧多纹。预示：气管炎。

中指苍白，外形细弱。预示：虚弱，心脏功能失调。

中指过长或过短。预示：心力衰竭、冠心病或心律失常、贫血等症。

中指偏曲。预示：心血虚弱，小肠出现疾患。

无名指太短。预示：体力不佳、元气不足、肾虚不孕。

小指长短不均，偏曲，表明呼吸系统有疾病。预示：可能患有肺结核、肺气肿、肺心病等症。

小指短者。预示：可能五脏虚损。

小指第二指节瘦而细者。预示：肾虚。

小指第三节有红斑。预示：肺虚。

指节间隙过宽。预示：胃肠道疾病。

指节苍白无力。预示：易患肠道疾病。

手掌呈黄色。预示：慢性疾病。

手掌呈金黄色。预示：肝脏疾病。

手掌呈土黄色而无光泽。预示：癌症。

手掌呈绿色。预示：患有贫血或脾胃疾病。

手掌呈青绿色。预示：血液循环障碍。

手掌呈白色。预示：贫血、出血症，并提示肺有疾病，或体内有炎症。

手掌呈蓝色。预示：肠道功能障碍。

手掌呈黑色。预示：肾脏疾病。

手掌中间呈黑色。预示：肠胃病。

手掌过红。预示：有中风倾向。

手掌浮肿，手指麻木。预示：心脏病。

指端掌面皮肤皱褶，手指皮下组织脱水。预示：急性胃肠道疾病。

整个手掌变宽变厚，手指短而粗。预示：成人脑肿瘤。

手臂痛。预示：可能患有骨折、化脓性骨髓炎、心绞痛、风湿性心脏病、颈椎硬化、类风湿性关节炎。

刺刀手，表现为手的外观如刺刀样，即掌指关节与中指节过伸，末指节屈曲，拇指末节过伸状。预示：脑型小儿麻痹。

手麻木。预示：颈椎外伤、脑部疾病、腕管综合征、臂丛神经损害，或颈段脊髓病变。

手指皮下组织细胞发生脱水，指端掌面皮肤皱褶、干瘪，好像手在水中长期浸泡过一样。预示：急性胃肠道疾病。

手足搐搦。预示：碱中毒、低钙血症，或经大量补碱后代谢性酸中毒。

手足徐动，肌张力异常。预示：视丘病变，或对侧壳核病变。

手足徐动。预示：缺氧、产伤、核黄疸，或获得性肝脑变性。

手痛、肿，皮肤变紧、发亮。预示：真皮硬结。

手的肤色变深。预示：肠胃病变，或色素失调症。

手肿、发红，尤其是针刺伤后。

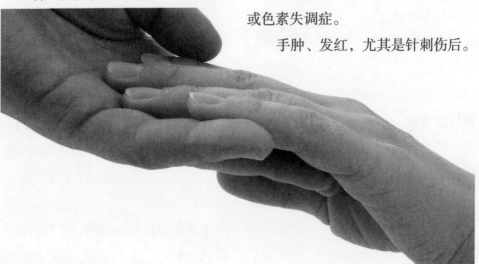

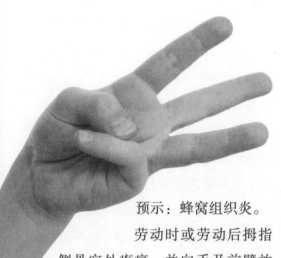

预示：蜂窝组织炎。

劳动时或劳动后拇指侧骨突处疼痛，并向手及前臂放射，桡侧骨突处有轻度肿胀、压痛。预示：腱鞘炎。

腕部疼痛。预示：腕部扭伤、腕关节结核、化脓性感染、早期恶性肿瘤，或慢性软组织劳损。

从手腕开始向拇指侧弯曲者。预示：体内酸过剩，易患肺病。

手的姿势从手腕开始向小指方向弯曲，上肢向左右水平伸直时，手向小指后方弯曲。预示：体内碱过剩，可能会患癌症。

在手腕下面1厘米和手腕内侧1厘米处，可以感到搏动。预示：可能患有妇科病。

竹节形手指。预示：呼吸、泌尿、生殖等系统功能较弱。

圆锥形手指。预示：易患消化系统疾病，中晚年容易发生风湿痹痛症。

近心横曲纹的起端一直延伸到掌边，称为"悉尼线"。预示：可能患有白血病。

近心横曲纹、鱼际横曲纹和远心横曲纹的尾端有纹线切断。预示：肺病。

近心横曲纹沿着小鱼际往下延伸，当中被切断，并生出数根纵线，伴有小指根部生出数根纵线。预示：膀胱炎。

近心横曲纹粗细不一，或细，或被切断。预示：脑出血。

近心横曲纹向拇指指丘弯曲。预示：精神病。

近心横曲纹呈明显的波浪状纹。预示：易患神经系统疾病。

近心横曲纹呈现出小眼。预示：头痛、头晕、脑神经功能障碍等症。

近心横曲纹上出现黑点或污点。预示：脑病患者及脑肿瘤。

近心横曲纹上出现裂缝。预示：易患头痛、头晕，记忆力减退、惊恐不安等。

近心横曲纹隐隐约约，模糊不清。预示：脑神经衰弱、脑神经轻度障碍；若无近心横曲纹者，多为智力低下或智力发育不良。

近心横曲纹的起点位于鱼际横曲纹的中间，并向下延伸。预示：内向性精神病。

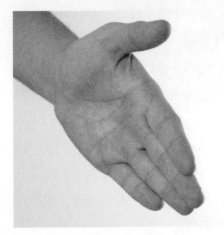

远心横曲纹的始端有两个条纹。预示：痛风病。

远心横曲纹的尾端似被刀切成肋骨状。预示：肺结核。

远心横曲纹在无名指下方的位置被两条短直而粗重的线直切。预示：高血压。

远心横曲纹的下端出现许多毛状虚线。预示：心脑血管系统病变。

远心横曲纹显得很淡，且呈扭曲波浪形，出现切断纹；或远心横曲纹与近心横曲纹或鱼际纹之间，夹着数根斜线。预示：心脏病。

远心横曲纹上呈现纵线。预示：易患咽喉炎，且有患喉癌的倾向。

远心横曲纹很淡，呈波浪形或铁丝状缠绕。预示：心脏病。

左手指发痛，远心横曲纹的中部变黑，并时常感到疼痛。预示：心包炎。

远心横曲纹的尾端有小褶纹增生，呈互生性的树枝状。预示：肺结核。

远心横曲纹过长。预示：易患神经性肠胃病。

鱼际横曲纹、远心横曲纹和近心横曲纹都带有褐色小斑块，用手按压颜色也不改变。预示：脑出血病。

鱼际横曲纹显得浅且色淡，看上去较宽，但较松弛。预示：脑出血病。

鱼际横曲纹不成弧形，而是以直线往下延伸，或呈波浪纹形。预示：长期糖尿病患者。

鱼际横曲纹的起点被数根纵线穿插，鱼际横曲纹、近心横曲纹上呈现出许多小眼。预示：肺结核。

鱼际横曲纹的尾端出现三角线条，有的人手心还有十字形。预示：心脏病。

健康线形成断续的线条。预示：肝病。

健康线有很多小眼并呈链锁状。预示：呼吸系统疾病。

健康线与远心横曲纹相接处为暗红色。预示：可能患心脏病。

健康线纹理不清，或有中断。预示：患有早期肝炎。

健康线触及鱼际横曲纹。预示：心血管疾病。

掌色过红。预示：有患中风的倾向。

掌面呈红色，随着病情的加重，

逐渐变成暗紫色。预示：心脏病。

掌面呈绛红色。预示：心火旺盛。

整个手掌均呈朱红色。预示：系统性红斑狼疮。

手掌呈紫色。预示：血液循环异常。

整个掌面有暗红色或紫色的斑点。预示：肝脏病变。

手掌变为鲜红色或紫红色，小指和无名指有青筋暴露。预示：感冒、发热的先兆。

手掌晦暗无华。预示：肾脏疾病。

掌色不鲜明，掌上青筋突张。预示：易患痔疾。

手掌浮肿，手指麻木。预示：心脏病。

食指丘比其他丘高。预示：脑出血的先兆。

整个手掌变宽增厚，手指粗而短，同时颧骨、下颌骨、前额骨都突出。预示：成人脑垂体肿瘤。

中指下面和小鱼际下面的星状线纹或杂线纹很多，病人整天感到昏昏沉沉、头涨、头晕、头痛。预示：中风的先兆。

手掌瘦而硬。预示：消化系统功能不健全。

手掌虽厚，却绵软无力。预示：精力不足。

手掌肌肤柔软细薄。预示：精力欠佳，体弱多病。

手掌的肌肉比较光滑，手指关节肿大，经常感到疼痛。预示：类风湿性关节炎或风湿性关节炎。

手掌表面，尤其是大、小鱼际部位和指端面的皮肤充血性发红。

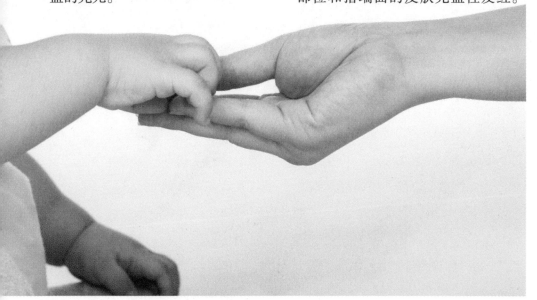

预示：肝癌或肝硬化。

小鱼际处有横线或弧形短线。预示：糖尿病。

小鱼际外侧皱纹多。预示：肠胃病。

手指伸张时，会向大拇指方向倾斜。预示：高血压。

小指、无名指的关节处有青筋暴露。预示：可能患有胸瘀症、肺病。

手指发凉，头痛怕冷。预示：风寒感冒。

手指指尖凉而苍白。预示：多患慢性肠胃病或胃癌。

小指侧弯兼手掌皮肤干燥。预示：消化吸收功能不健全。

方指，即手指末节呈方形，见瘀暗。预示：患有结石、神经衰弱等症。

细长指，即指形细长，颜色偏苍白，指显无力。预示：脾胃功能不好。

壁虎指，末节指关节突出，指节端部又形成尖缘，手指犹如壁虎的头身。预示：易患心脏病。

菱形指，指中间关节粗大突出，整个指头形成中间宽两头窄的菱形。预示：易患耳疾、骨质疏松、神经系统疾病。

手指肿胀，伴有剧痛。预示：化脓性腱鞘炎。

手指屈曲受限。预示：腱鞘炎或骨关节炎。

手指皮肤出现小结节，伴有剧烈疼痛。预示：血管球瘤。

手指关节肿胀，两头小中间粗，像织布的梭子，且呈屈曲强直，不能伸直，疼痛在活动时加重。预示：类风湿性关节炎。

手指关节肿痛、僵硬。预示：周围型类风湿关节炎。

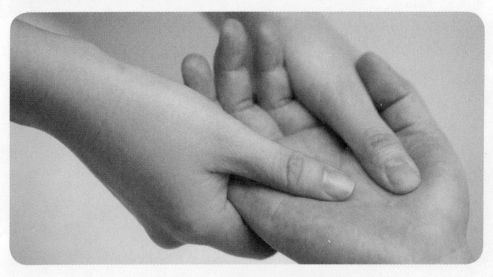

手指关节肿大、皮肤萎缩、肌肉肌腱萎缩。预示：结缔组织病。

手指部溃疡，伴有痛觉消失、触觉存在。预示：脊髓空洞症。

拇指与食指不能迅速反复接触。预示：小脑运动失调症。

拇指节较短且过于坚硬，不易弯曲。预示：中风、心脏病、高血压性头痛。

无名指头偏曲，指节漏缝。预示：神经衰弱或泌尿系统疾病。

指端红肿、疼痛。预示：化脓性指头炎。

阔甲。预示：易患甲状腺功能变异性疾病、生殖功能低下症等。

方甲。预示：易患循环系统疾病、心脏病。

梯甲，甲上端横径小于根部横径。预示：易患呼吸系统疾病，如肺炎、支气管炎等。

窄甲，甲面左右横径小，两侧肉际较宽。预示：易患心脏病、颈腰椎病、骨质增生。

卵甲，甲面边缘与顶端围成卵形，整个甲面四周曲线缓和、无棱角。预示：易患胃病、头痛、失眠等症。

倒甲，又称嵌甲。预示：易患神经系统疾病，产生循环系统障碍，如神经官能症、先天性心脏病、自主神

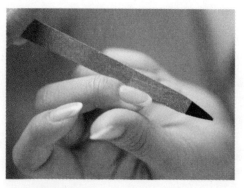

经功能紊乱等。

凹甲甲面中央凹下，低于四周。预示：易于疲劳、精力不充沛、肝肾功能不佳，患不育症可能性大。

红斑甲，甲面上有红斑红点，指甲呈紫暗色或红白相间，半月不规整，甲皱不整齐。预示：易患循环系统疾病，如心内膜炎、血小板减少、慢性出血症等。

串珠甲，甲面出现纵向凹凸不平的串珠样斑点或甲面肉内有串珠样斑点。预示：营养不良，或肠道吸收功能障碍，体内缺乏微量元素及消化器官发生局部病变等。

指甲弧线变明显且宽者。预示：荨麻疹、外感风寒、营卫不和等症。

指甲犹如橄榄状，即两头小、中间大。预示：脊髓疾病、心血管功能较差。

指甲下有裂片出血。预示：感染性心内膜炎。

指甲纵脊成串珠状。预示：类风

47

湿关节炎。

指甲纵脊明显。预示：扁平苔藓、毛囊角化症，或周围循环障碍。

指甲生长明显缓慢。预示：神经性皮炎、牛皮癣、某些脏器病变，或指甲本身病变。

指甲上出现横贯的白色线条。预示：糙皮病、淋巴网状细胞瘤，或砷、铅等金属中毒。

指甲上出现横沟。预示：麻疹、心脏病、营养不良或流行性腮腺炎。

指甲根部半月弧太大。预示：血压偏高，或是有中风的可能。

指甲根部半月弧过小或没有。预示：消化功能不健全。

拇指甲下端呈灰色波浪状。预示：青光眼。

指甲呈云母片样层状分离。预示：严重的低血色素性贫血。

指甲变厚、变黄，侧面弯曲度过大，失去光泽，且生长缓慢。预示：呼吸系统疾病、淋巴系统疾病，或甲状腺疾病。

指甲变厚或萎缩，且有色素沉着或呈灰色。预示：营养不良。

指甲呈现纵向红色条纹。预示：牛皮癣、长期高血压。

指甲根部生长出数根黑色线条。预示：体内癌变。

指甲有横沟出现，伴有低热颧红、盗汗乏力、干咳等。预示：肺结核。

指甲很薄且表面弯曲。预示：呼吸系统功能下降，抗病能力减退。

年轻女性指甲皱襞处呈现毛细血管扩张，且呈斑片状。预示：系统性红斑狼疮。

妇女停经后，按压其拇指甲呈暗滞无华者。预示：月经病。

轻度甲廓红肿。预示：硬皮病、红斑狼疮或皮肌炎初期。

甲远端明显发黑。预示：慢性肾功能衰竭。

甲下多为白色，正常的粉红色减少到只有靠近指尖的那一小条。预示：肝硬化。

指甲半月及指甲扁平苍白。预示：甲状腺功能低下。

甲板表面呈现出点状或丝状白斑。预示：营养障碍、肝硬化、慢性肝病、肾脏疾病。

指甲平时维持着灰白色。预示：可能已到肺结核晚期和患有肺源性心脏病心力衰竭。

指甲全部为绯红色。预示：肺结核初期、肠结核。

指甲前端出现横向红色带。预示：胃肠道炎症、心瓣膜脱垂，或房室间隔缺损。

手足发凉食疗方

1.大枣生姜汤

原料：大枣500克，生姜120克，红糖适量。

做法：将生姜洗净、切片，与大枣、红糖熬汤至熟。

用法：每日服用3次，每次用原汤炖熟，吃大枣10余枚，姜1~2片，饭前、饭后吃均可。数次后煮枣汤渐甜，每次服此汤会达到更好的效果。

功效：大枣性味甘，具有补中益气，养血安神的作用；生姜性味辛温，具有温中止呕、解表散寒的作用。将两者合在一起，可充分发挥姜辛温而行、枣甘温而补之意，共同促进气血的流通，从而使全身的血液循环得到相应的改善，"手足寒症"自然也就消失了。另外，这道汤中的红糖同样具有补中、养血、活血的作用。

2.姜丝炮羊肉

原料：生姜、红糖。

做法：羊肉切成薄片，生姜切成细丝。锅中加油少许，起旺火，待油冒青烟时，入花椒、八角，炸出香味，入姜丝略炒，加入羊肉片翻炒，加入盐、味精，出锅时淋麻油即可。

3.大枣枸杞羊肉汤

原料：羊肉、大枣、枸杞。

做法：羊肉切八分大块，在开水锅中余出血水备用；大枣和枸杞洗净备用。锅内加水，放入羊肉、葱姜、大料同煮，煮半熟时，加入大枣、枸杞和盐，再煮熟即可。

手指麻痛食疗方

桑枝味微苦、性平，有祛风湿、利关节、通经络的功效，对于多种原因引起的手指麻痛，尤其是风湿性关节炎引起的手指麻痛有较好的疗效。

1.药粥法

原料：桑枝20克，薏苡仁20克，粳米60克，红糖适量。

做法：先将桑枝切片，加水适量，煎煮30分钟后去渣留汁，再将薏苡仁、粳米淘洗干净后入上述药治中，以文火煮至粥熟，加红糖煮化即可。

用法：分2次温服，每日1剂。

2.浸酒法

原料：桑枝150克，大枣50克，白酒1500克，冰糖50克。

做法：以上材料放入白酒中，密封浸泡，每日摇晃1~2次，7日后即可饮用。

用法：每次15~20克，每日2次。

3.煎服法

原料：桑枝20克，防风10克，当归10克，红花6克，生姜3片。

做法：水煎后滴入适量白酒即可。

用法：分3次服用，每日1剂。

4.药蛋法

原料：桑枝20克，鸡蛋20克，红糖适量。

做法：先将桑枝、鸡蛋冲洗干净后放入锅中，加水适量，以文火煮至蛋熟，捞出药渣及鸡蛋，再将鸡蛋去壳，与红糖放入药汁中，再煮10分钟即可。

用法：吃鸡蛋喝汤，每日1剂。

指甲出现青色瘀斑。预示：中毒或早期癌变。

指纹十分清晰。预示：心脏二尖瓣缺损。

指纹以斗形纹为主。预示：年老后易患痴呆。

尺侧箕形纹偏多。预示：先天性愚型。

弓形纹减少。预示：先天性心脏病。

弓形纹增多。预示：精神分裂症。

斗形纹增多。预示：重症肌无力。

食指呈环状纹路和大脚趾下呈三角环形纹路。预示：糖尿病。

下　肢

俗话说"人老腿先老"，这句话是有一定道理的。随着人们年龄的增长，原本灵活协调的双腿变得笨拙迟钝。所以，当腿脚出现某种疾病的时候，一定要十分重视。有些人往往会忽略腿脚的疼痛及发炎的现象，对腿脚的疾病不加医治，殊不知这些疾病极有可能引起其他部位的问题。因此，要善于从腿脚的蛛丝马迹中捕捉疾病的信息，尽早地预防和治疗疾病，保持身体的健康。

下肢的危险信号

鸭行步态，由于骨盆与腹部肌肉萎缩无力，步行时挺腰，腹部前挺而躯干后仰，臀部左右摇摆，如鸭走路。预示：营养不良。

醉汉样步态，走路时重心不稳，抬脚缓慢，走路摇摆不定，似醉汉。预示：小脑疾病。

倾斜步态，向前走时总是向病侧倾斜，此为前庭病变的步态。预示：前庭神经细胞炎。

偏瘫步态，又称划圈步态，步行时病侧上肢屈曲，大腿与小腿均伸直，摆动动作消失，患脚向外抛，呈划圆弧状，每步均不超越健肢落足点。预示：脑血栓、脑出血等中风病症。

跨越步态，患者下肢无力，足尖下垂，因而走路时为使足尖离地而抬高骨盆，犹如涉水步态。预示：多发性神经炎。

下肢青筋突起，伴下肢肿重、麻木冷痛，阴寒天气加重。预示：寒湿瘀滞。

下肢青筋突起，伴见下肢红肿、灼热疼痛，肢体酸困。预示：湿热瘀滞。

下肢青筋突起，伴见下肢重胀，劳累后加重。预示：气虚血瘀。

下肢肿胀，尿液呈米汤或牛奶状，

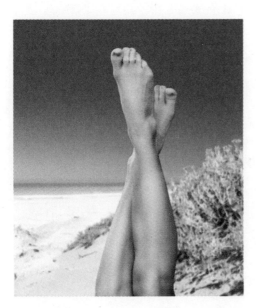

尿液乳糜试验阳性。预示：丝虫病。

下肢水肿出现于腹水之后。预示：肝硬化、腹膜肿瘤、恶性淋巴瘤或结核性腹膜炎。

下肢水肿，伴有小腿静脉曲张、肢体皮肤苍白。预示：股静脉受阻。

下肢水肿，伴有四肢麻木、运动障碍、腱反射消失等。预示：维生素B_1缺乏症。

下肢浮肿，按之凹陷不易恢复，伴有纳差、便溏、神倦肢冷。预示：脾阳不振。

下肢浮肿，按之凹陷不起，伴有腰部冷痛酸重、心悸、气促。预示：肾阳衰微。

象皮肿，指一侧或两侧下肢剧肿，表面肥厚粗糙，状似橡皮。预示：丝虫病。

下肢溃疡长久不愈，伴有下肢静脉明显曲张。预示：瘀滞性溃疡。

下肢时常有发冷、麻木的感觉。预示：多发性大动脉炎、闭塞性动脉硬化或血栓闭塞性脉管炎。

下肢红肿发炎。预示：蜂窝组织炎。

右腿常置于左腿之上，面色灰暗。预示：易患感冒。

左腿常置于右腿之上，面部常通红。预示：易患脑出血、高血压、动脉硬化等疾病。

大腿外侧麻木。预示：股外侧皮神经炎。

小腿（特别是踝部）出现象牙白色光亮的萎缩斑，伴有毛细血管扩张，易形成溃疡。预示：白色萎缩。

小腿后侧出现痛性结节，且沿血管排列分布。预示：结节性血管炎。

小腿伸侧无痛性溃疡，伴有异食癖。预示：钩虫病性皮肤溃疡。

腿肚子触痛。预示：深静脉血栓。

腿部皮肤溃烂。预示：血管性溃疡。

腿部突然运动失灵。预示：中风。

婴儿阵发性屈腿哭闹或打滚，喜俯卧位，好用手按腹部。预示：小儿腹痛。

膝内翻、膝外翻或单侧膝外翻。

预示：佝偻病、骨髓炎、骨骺损伤，或小儿麻痹症。

两腿的膝、踝关节肿大，而肢体消瘦。预示：大骨关节病、类风湿关节炎。

足背肿胀，活动后加重，休息后减轻。预示：水肿肾炎的初期。

脚掌纹路十分明显。预示：易患抑郁症。

脚后跟部的鞋底磨损明显减少。预示：可能输尿管、膀胱壁有病。

鞋底脚后跟外侧明显磨损。预示：肾脏有病。

大脚趾区呈现弓形纹。预示：智能发育不全。

大脚趾端花纹，男性多见腓侧箕形纹，女性多见简单弓形纹。预示：视网膜色素变性。

女性病人的大脚趾区远侧箕形纹明显高于健康的人。预示：视网膜色素变性。

女性大脚趾区可见大的斗形纹和大的远侧箕形纹。预示：先天性卵巢发育不全综合征。

一侧或双侧上肢麻木，多表现为手指麻木。预示：神经根型的颈椎病。

脚趾开始肿胀，然后逐渐向膝上延伸。预示：心脏病。

脚和脸部都浮肿。预示：肾病。

脚趾从侧面看，第二趾、第三趾的关节曲起。预示：胃肠疾病。

足小趾细小皮薄。预示：肾气多衰。

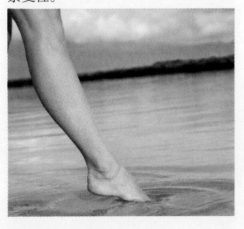

健康宝典

维生素 D 对防治关节炎有好处

生活中，有很多人一直为风湿性关节炎所困扰，尤其是老年人。而在美国的一项研究发现，多摄取维生素D可减少风湿性关节炎的风险。研究发现，维生素D的主要作用是调节体内的钙质、影响免疫系统，从而调节风湿性关节炎发作时对免疫系统产生的不良作用。在这里，建议人们最好从饮食中摄取维生素D，如牛奶、蛋黄、动物肝脏、猪肉、鱼肝油，另一种补充的方法是多晒太阳。

但是维生素D属于脂溶性维生素，不像维生素C、维生素B那样是水溶性维生素，可以随着体内水分排出，如果过量摄取维生素D会在体内蓄积，甚至造成中毒。所以最好不要自行购买这类药品。如果需要大量补充，应该先向医生进行咨询。

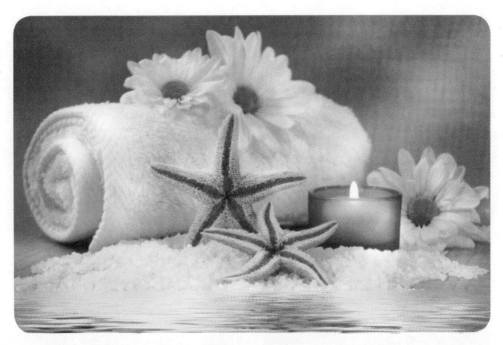

趾甲有纵向条纹。预示：人体极度疲劳，身体功能衰退，容易患病。

腿痛的"自我治疗"

① 捏跟腱

跟腱俗称懒筋，位于足跟的后上方。在床上，用双手拇指和食指的中节稍用力分别捏两侧跟腱，以能耐受为度，捏20～30下即可。

② 推小腿

如果是小腿后面麻木疼痛，就推小腿肚儿，如果是小腿外侧麻木疼痛，就推小腿靠小脚趾的一侧。具体方法是：坐在凳子上面，用掌根或大鱼际由上向下保持压力向下推。推20～30次。

③ 点穴

第一个穴位在坐骨结节（臀沟中央能摸到骨头尖）和股骨大转子（胯骨外侧突出的骨头）连线的中点，第二个穴位是大腿后方中央，第三个穴位是在小腿肚儿中央，第四个穴位在内踝后方，跪在床上，用中指或拇指按在穴位上，产生酸麻胀感为佳，每个穴位点按1分钟。

④ 抖腿

站立的时候，用健侧腿持重，患侧放松，手掌按在大腿后方左右抖动肌肉。

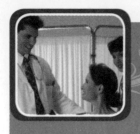

胸部
与身体健康

胸的上界为颈部下界，下界为骨性胸廓下口，外界为三角肌前后缘，是人体第二大体腔局部。

胸部的危险信号

桶状胸，即胸廓的前后径增长，有时可与左右径相等，肋骨弓的前下斜度上抬，肋间隙增宽，有时饱满，整个胸廓呈圆桶形。预示：支气管哮喘、慢性支气管炎等。

胸部单侧或局部变形，即两侧胸廓不对称，胸廓单侧膨隆。预示：气胸、胸腔肿瘤、一侧胸腔大量积液等。

胸廓局部突起，在肋骨与肋软骨交界处可有一个或多个菱形疼痛性较硬包块，疼痛可持续几周或几个月。预示：肋骨软骨炎。

胸廓局部隆起，局部皮肤发红、灼痛、发热等。预示：胸壁炎症性包块。

胸廓两侧呼吸运动减弱，伴有双下肢瘫痪。预示：急性脊髓炎。

胸廓两侧呼吸运动减弱，伴有四肢软瘫，肢端感觉障碍，呈手套、袜套样。预示：急性感染性多发性神经炎。

胸廓两侧呼吸运动减弱，伴有胸廓饱满，叩诊呈实音或浊音，双肺呼吸音明显减弱或消失。预示：双侧胸腔积液。

胸廓两侧呼吸运动减弱，伴有胸廓前后径明显增大，叩诊呈过清音，心脏缩小，有长期或慢性肺部病变的

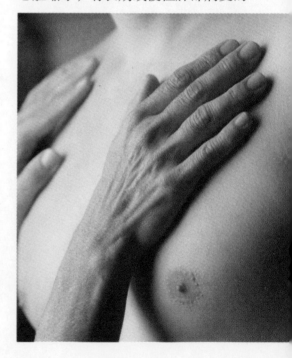

病史。预示：慢性阻塞性肺气肿。

两侧胸廓呼吸运动增强，伴有下腹部膨隆显著。预示：大量腹水或巨大卵巢肿瘤。

两侧胸廓呼吸运动增强，伴有深长呼吸。预示：尿毒症、代谢性酸中毒或糖尿病酮症酸中毒。

前胸部（胸骨体两侧）呈鼓音。预示：膈疝、腹内压增高。

胸脘痞闷，表现为心下痞塞，胸膈满闷，触摸无形，毫无痛感。预示：慢性胃炎、消化不良或胃神经官能症等。

胸膜摩擦感。预示：肺梗死、尿毒症、风湿热、乳腺癌或大叶性肺炎。

胸膜摩擦感，伴有不规则发热。预示：系统性红斑狼疮。

胸膜摩擦感，伴有女性下腹部包块、腹部膨隆，移动性浊音阳性。预示：卵巢瘤、胸腹腔积液综合征。

胸膜摩擦感，伴有全身淋巴结肿大（以颈部为甚），淋巴结坚韧，肝脾肿大等。预示：霍奇金病。

胸骨后或心前区疼痛，并常可放射到左肩和左臂内侧。预示：心绞痛。

胸骨后疼痛。预示：膈疝、纵隔肿瘤或食管疾病。

胸骨旁、腋中线或脊柱旁肋缘下触痛，且疼痛沿肋缘放射。预示：肋

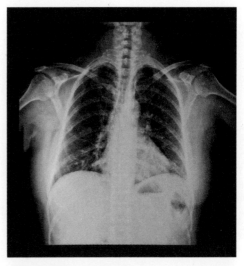

间神经痛。

胸骨右缘第二肋间的收缩期震颤。预示：主动脉瓣狭窄。

胸骨右缘第二肋间及胸骨上窝搏动。预示：严重贫血、主动脉扩张、主动脉弓动脉瘤或甲状腺功能亢进症。

胸骨左缘第二肋间的收缩期震颤。预示：肺动脉瓣狭窄。

胸骨右缘第二肋间隆起，且可触及搏动感，心底部浊音界扩大，有动脉硬化史。预示：主动脉瘤。

胸痛（心前区剧痛），伴有面色苍白、出冷汗、四肢发冷等休克症状。预示：心肌梗死。

胸痛（心前区疼痛），伴有发热、出冷汗和疲乏，出现呼吸困难及咳嗽。预示：心包炎。

三联征，胸痛，咳嗽，痰带血丝。

若患者较年轻，且有受凉、感冒病史。预示：急性支气管炎。

胸痛、气短、发热。预示：小儿肺炎。

胸痛，伴有发热。预示：脓胸。

胸痛，伴有咳嗽、咳痰、咯血。预示：肺结核、支气管肺癌。

胸痛，伴有吞咽困难、消瘦。预示：食管癌。

胸痛，伴有胸闷、心悸，与此同时或在这之前，出现发热、身体痛楚、咽痛、腹泻等症状。预示：急性心肌炎。

胸痛，伴有紫绀。预示：气胸。

胸痛，多在吞咽时发作或加剧。预示：食管炎、食管肿瘤、食管裂孔疝或弥漫性食管痉挛。

胸痛位于胸骨后或心前区，并向左肩、左臂放射。预示：急性心肌梗死。

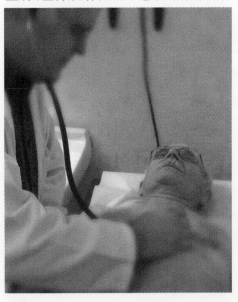

胸痛，在劳累后的晚上发作。预示：心绞痛、心肌梗死。

单侧胸痛。预示：气胸、肺炎。

劳累后的胸痛。预示：冠心病。

胸部呈现闷痛。预示：原发性肺癌。

胸部呈现压榨样痛，且常有心前区似有东西压住，甚至有透不过气来的感觉。预示：心绞痛。

胸部呈现锥痛。预示：主动脉瘤。

胸部呈现灼热痛。预示：急性食管炎。

胸壁静脉曲张，伴有长期肺部感染性疾病，或有过严重胸部外伤史。预示：慢性纤维性纵隔炎。

胸壁静脉曲张，反复发生的一侧性肺炎，或经抗感染无好转的肺不张。预示：肺癌。

胸壁静脉曲张，伴有眼睑下垂及肌肉无力等重症肌无力的临床表现。预示：胸腺瘤。

乳 房

健康的乳房是女性美的重要标志。它不仅反映了机体的健康，而且能够展现出女性的风采，尽显其婀娜、妩媚。但由于各种原因，尤其是部分女士不注意乳房保健，致使悬垂乳、扁平乳、不对称乳、内陷乳等现象十分普遍，这不仅影响美观，而且会导致心理障碍。因此，每个女性对乳房保健都必须重视。

乳房的危险信号

乳房胀痛或有肿块。预示：乳腺癌、乳房结核、乳腺增生、乳腺囊肿或乳腺纤维瘤。

乳房内有一个或数个肿块，与周围组织界限不清，逐渐与皮肤粘连，病程进展缓慢，数月后肿块开始软化，形成脓肿，以后脓肿破溃，排出脓液。预示：乳房结核。

早期乳房肿块较大，常突然迅速增大，且呈分叶状。预示：乳腺肉瘤。

哺乳期乳房有肿块，伴红肿热痛。预示：急性乳房炎。

两侧乳房超过正常大小数倍，个别乳房可下垂达肚脐水平。预示：巨乳症。

两侧乳房萎缩乏力。预示：席汉综合征。

两侧乳房呈结节状，缺乏柔韧感，伴有发热、贫血、淋巴结或肝脾肿大等。预示：白血病乳房浸润。

坐位时，两乳房明显不对称。预示：炎症、肿瘤、先天畸形、囊肿病

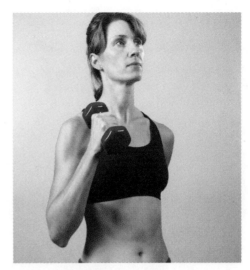

变、一侧乳房发育不全等。

乳房胀痛。预示：急性乳腺炎。

乳房多发性扁平结节，伴疼痛。预示：乳腺增生。

乳房外上方单发性包块，表面光滑，移动度大，且不受月经周期的影响。预示：乳腺纤维瘤。

乳房皮肤溃烂，易形成瘘管。预示：乳房结核。

乳房包块表面红肿，触痛，全身感染中毒症状严重。预示：急性乳腺炎。

乳房局部出现不规则肿块，随着肿块的增大而感到疼痛难忍。预示：乳腺癌。

乳房囊性肿物。预示：积乳囊肿、乳腺囊性增生病。

乳房水肿后，可使皮肤毛囊及毛囊孔明显下陷，皮肤呈橘皮状或猪皮

状。预示：乳腺癌、炎症。

乳头偏向。预示：乳腺癌、导管炎。

乳头内陷，伴乳头根部肿块。预示：乳腺肿瘤。

乳头内陷。预示：导管炎、先天性发育不良。

乳头有血性溢液。预示：乳癌。

乳头单孔溢液。预示：乳腺导管内乳头状瘤。

乳头附近有包块，多呈樱桃大小，质软，有移动性，轻压后从乳头可溢出血性液体。预示：乳管内乳头癌。

乳头流出脓性溢液。预示：乳腺炎、导管扩张。

乳头流出清水溢液，液体无色透明，偶带黏性，溢出后可不留痕迹。预示：乳腺癌。

乳头流出血性溢液。预示：乳腺癌、导管内乳头状瘤。

乳头皲裂，且感疼痛。预示：吸吮性外伤、乳房深部脓肿。

乳头表面呈湿疹样改变。预示：湿疹样乳癌。

乳头有分泌物。预示：乳腺导管有病变，血性分泌物多见于乳腺癌。

乳液溢出呈干酪样脓。预示：乳房结核。

男性乳房发育或增大，伴有单侧乳房增大。预示：脂肪瘤、乳腺癌或

神经纤维瘤。

男性乳房发育或增大，伴有颅骨X光片显示蝶鞍异常。预示：肢端肥大症。

男性乳房发育或增大，伴有贫血、高血压、肾功能严重损害。预示：尿毒症。

男性乳房发育症。预示：睾丸萎缩、睾丸肿瘤、肝脏严重损害或肾上腺皮质功能不全。

男性乳房发育或增大。预示：肝硬化、甲状腺功能亢进症。

中老年男性乳房发育或增大，伴有不明原因的咯血及杵状指。预示：支气管癌。

哺乳期妇女一侧乳腺有囊性肿块，局部皮肤缺乏炎症表现。预示：乳汁潴留性囊肿。

一侧或两侧乳腺有分泌物。预示：乳腺肿瘤、垂体肿瘤。

乳晕色素沉着明显。预示：肾上

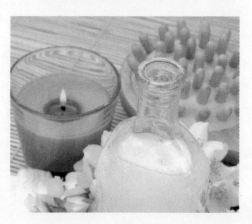

呵护乳房，是女性一生美丽的责任

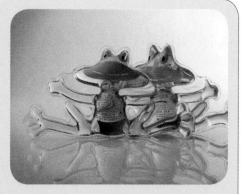

1.青春期

（1）注意心理调节：家长不要给孩子施加太多压力，让其在健康宽松的环境中成长。因为如果孩子在发育期间受到外界因素的干扰，如家庭纠纷、学业压力等，一旦影响到内分泌，就很可能会导致胸部发育不良。

（2）适当佩戴胸罩：青春期乳房开始发育时，不要过早地戴胸罩。乳房充分发育后可开始佩戴胸罩，但松紧要适度，不可过紧地束胸。如果在乳房发育过程中，出现轻微胀痛或痒感都属正常现象，不要用手捏挤或搔抓。

（3）注意饮食：不要养成挑食、偏食的饮食习惯，适量蛋白质食物的摄入，能增加胸部的脂肪量，保持乳房丰满。因此，应多吃鱼肉禽蛋和蔬菜瓜果等食物。

（4）做好胸部健美：主要是加强胸部的肌肉锻炼，如适当多做些扩胸运动或俯卧撑、扩胸健美操等。另外，游泳也是一项能促进胸部发育的运动。

2.孕期和哺乳期

（1）正确穿戴胸罩：此时的女性由于生理原因，乳房变得肥大而下垂，有的孕妇用胸罩将其束起来，这种方法是不可取的，会影响乳房的泌乳。因此，正确的保护方法是用宽松的胸罩将乳房托起来，减少孕妇因乳房悬垂而感到的不适。

（2）讲究乳房卫生：每日可以用温水擦洗乳房，并做些轻柔的按摩。有扁平奶头的孕妇，要经常用手将奶头轻轻向外拉一拉。

（3）母乳喂养：专家指出，母亲用自己的乳汁喂养婴儿，本身就对乳房起到一种保健作用。当然，在哺乳期间，妈妈应戴上合适的棉质胸罩，托起乳房以改善乳房的血液循环，减少乳房的下垂。

（4）做做乳房锻炼：在哺乳期间，母亲最好经常性做乳房锻炼，如每天用温水洗浴乳房1~2次；每天坚持做胸前肌肉的运动，如俯卧撑、扩胸等，可以加强前胸部肌肉的力量，从而增强对乳房的支撑。

腺皮质功能减退。

乳腺癌的信号及治疗

1 乳腺癌的症状

（1）无痛性肿块：多数为不规则的圆球形或椭圆形肿块，边界欠清，有的也可呈扁平状、小结节状或不规则的形状。

（2）乳头溢液：溢液可以是无色、乳白色、淡黄色、棕色、血色等；可以呈水样、血样、浆液性或脓性；溢液量可多可少，间隔时间也不一致。

（3）乳头和乳晕异常：乳头扁平、回缩、凹陷，直至完全缩入乳晕下，看不见乳头。有时整个乳房抬高，

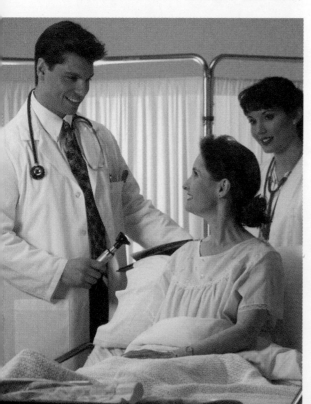

两侧乳头不在同一水平面上。乳头糜烂也是乳腺癌的典型症状。炎症性乳腺癌时局部皮肤呈炎症样表现；颜色由淡红到深红，开始时比较局限，不久即扩大到大部分乳腺皮肤，同时伴有皮肤水肿。皮肤增厚、粗糙、表面温度升高。

（4）疼痛：乳腺癌一般不痛，或仅表现为轻微的乳房疼痛，约有1/3病人伴有不同程度的隐痛或刺痛。

2 乳腺癌的原因

乳腺癌发生的原因至今尚不十分清楚，临床及流行病学调查发现，乳腺癌的发生与下列一些因素有关：

（1）遗传因素：有乳腺癌家庭史的妇女，乳腺癌发病机率为一般妇女的2～3倍；有双侧乳腺癌家庭史的妇女，发病机率为正常妇女的6～9倍；乳腺癌患者的下一代发病可比上一代提前20年左右。

（2）内分泌因素：任何年龄的妇女患乳腺癌均与雌激素刺激有密切关系。绝经前期妇女，孕激素、雄激素水平下降，催乳素水平升高，这样就失去了对抗雌激素的能力，增加了乳腺癌的发病率；初潮年龄提前4～5岁的妇女，以后患乳腺癌的机会明显增加；未婚女性、未育妇女、30岁

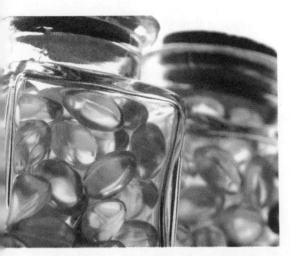

以上首次生育的妇女、未哺乳的妇女等，患乳腺癌的机会增加；多次妊娠会使乳腺癌发病率增加。

（3）物理因素：乳房部位接受X线照射量超过90拉德（射线剂量单位）者，10年后，其乳腺癌发生的机会增加4～9倍。

（4）膳食因素：长期持续高蛋白、高脂肪饮食，也会增加患癌的机会。

（5）乳房良性疾病因素：乳腺囊性增生病、乳腺导管内乳头状瘤、乳房纤维腺瘤、乳房纤维腺病等长期不愈，都有一定的恶变机会。

（6）精神因素：精神紧张也会引起免疫力的抑制，成为致癌的可能因素。

③ 乳腺癌的治疗

乳腺癌治疗有以下4种方法：

（1）手术治疗：乳腺癌根治术，目前最常用的是改良根治术、保留胸大小肌，术后可佩戴义乳；保留乳房手术，即乳肿块切除或乳腺区切除，术后加放疗，适用于早期乳腺癌。

（2）化疗：用药物消灭癌细胞，用于手术前后。

（3）内分泌治疗：可作为辅助治疗，降低乳腺癌术后复发。

（4）其他治疗：生物治疗（提高抗癌能力），骨髓移植、造血干细胞移植应用于临床，提高患者化疗的效果。

男人也需要胸部健康

女性乳房的健康一直受到人们的高度重视，而男性的乳房健康似乎是件不值得一提的事。其实不然，乳房是位于体表的器官，男性也应该重视它，因为它也容易让男性受伤。

从青春期的男性说起，在青春发育期有40%～50%的男孩胸部会出现不同程度的发育，此时就会出现乳房内结节、板滞不疼痛、压痛等情况。发现乳房这些症状后，应该及时就医治疗。在治疗的过程中，不要经常触摸刺激乳房，这样不利于乳腺组织增生的消退。另外，正处于这个时期的男孩，要少喝一些含有激素的滋补品，否则很有可能引起男孩乳房的异常发育。

男性到了中年时期，有些人的乳房也不消停。此时容易造成各种内分泌紊乱，出现乳房异常发育等情况。

老年的男子乳房发育症，还有可能发展为乳腺癌。因为男性的乳房组织太小，一旦患有乳腺癌，在很短时间内就能迅速扩散至全部乳房而导致病变。所以，老年男性朋友应该注意锻炼身体，经常注意自己乳房的变化，如果有问题的话应该及时地去诊治。

因此，奉劝男性朋友们也应该培养自己检查乳房的良好习惯，当乳房出现结块或有肿胀感等异常情况时，应该尽快就诊，以免贻误治疗。

心　脏

心脏是一个不折不扣的超级劳模，当人的生命在胚胎里孕育时，心脏就开始夜以继日地工作，一刻也得不到休息，因此，我们对它一定要加倍呵护，只有心脏健康，我们的身体才能健康。

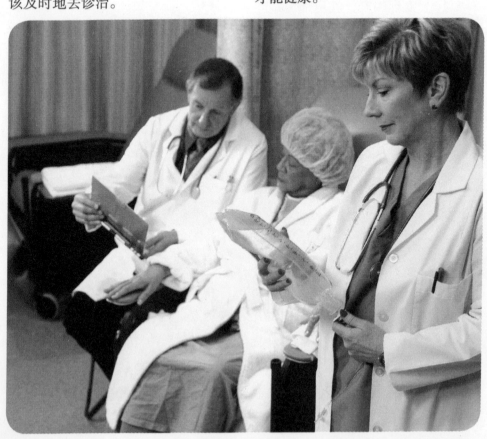

心脏的危险信号

心口痛。预示：可能患有心绞痛、过度换气综合征、急性心肌梗死、胸膜炎、自发性气胸、颈—心综合征、急性蜂窝组织炎、食管疾病、肋间神经炎。

心悸。预示：有可能患有心血管疾病，非心血管疾病，如贫血、低血糖、大量失血、高热等疾病以及胸腔积液、气胸、肺炎、肺不张、腹水、肠梗阻、肠胀气等都可能会有心悸的症状；内分泌疾病、血液疾病，如贫血、低血糖、大量失血等出现心悸，伴面色苍白、乏力、头晕。

心前区饱满。预示：心肌病、心包积液。

心包摩擦感（音），发生在败血症过程中或其后，除了高热外，血中中性粒细胞常明显增高。预示：化脓性心包炎。

心包摩擦感（音），发生于经放射治疗后。预示：放射性心包炎。

心包摩擦感（音），伴有少尿、高血压、肾功能损害、呼吸有尿臭味等。预示：尿毒症性心包炎。

心包摩擦感（音），伴有面部蝶形红斑、脱发、口腔溃疡、关节疼痛、肾脏损害等。预示：红斑狼疮性心包炎。

心包摩擦感（音），伴有长期不规则发热，胸痛较轻，血沉增快。预示：结核性心包炎。

心率增快，与体温增高不成比例。预示：伤寒。

心率增快，伴有尿潴留。预示：阿托品中毒。

心律失常者在轻微活动后心率逐渐加快。预示：窦性心动过速。

心尖部舒张期杂音。预示：球瓣血栓、二尖瓣狭窄、三尖瓣狭窄、左房黏液瘤，或二尖瓣关闭不全。

心尖部收缩期震荡。预示：第一心音亢进。

心尖部呈现舒张期震颤。预示：二尖瓣狭窄。

心尖搏动位于左锁骨中线外第六肋间处（向左下侧移位），为左室增大。预示：主动脉瓣病变、高血压性心脏病，或二尖瓣关闭不全。

心尖搏动位于左锁骨中线外第五肋间处（向左侧移位），为右室增大。预示：先天性心脏病、慢性肺源性心脏病。

心尖搏动位于左侧锁骨中线第四肋间处（向上移位）。预示：大量腹水、心脏横位，或腹腔巨大肿瘤。

心脏病预防八法

1.爬楼，出门不打车。现在很多人的习惯都是到哪儿都坐着，出门就找出租车，爬楼就去等电梯，半步路都走不得。其实，两三层楼应该自己爬上去，能坐公交就不打车。

2.少扎堆聊天，多运动。与其一天到晚扎堆聊天，还不如抓紧时间锻炼身体。走路对身体各个器官都有好处，当然也包括心脏。

3.乘坐公共交通工具，提前下车走一站路。上班时应尽量坐公交或者地铁，因为坐公共交通工具必然需要运动。距离不太远的地方则尽量不坐车，能走路过去就走路过去。把运动变成一种需求，变成一种习惯，是爱护心脏的好方法。

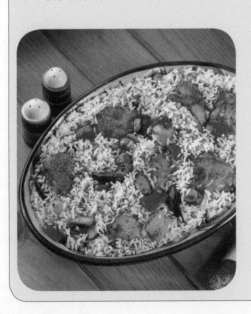

4.管住嘴，喜欢吃的吃一半，不喜欢吃的干脆不吃。可以说，"管住嘴"是很难的一件事，但我们可以逐步实现，尽量少吃或者不吃。当食物摄取量减少了，心脏的健康就得到了一份保证。

5.心情不好也会伤害心脏。如果遇到不开心的事情，争取分三步骤处理：先是缓冲一下，不去立刻面对这个事情；然后让时间去稀释这些不愉快的回忆；最后把剩下还残存在记忆中的不愉快淡化掉。这样，坏情绪就不会伤害心脏了。

6.不较劲、不算计，努力做好自己的事。该做的事情，一定努力去做好，但不能做的就不要强迫自己去做；较劲不好，做事情算计太多也很"伤"心，问心无愧就行了。

7.有病不能拖，有病不硬扛。很多病都是拖出来的，要珍惜自己的身体，在不舒服的时候要尽早检查，尽早发现问题，然后找正规医院的医生去治疗。特别是心脏，不舒服时一定不要硬扛，否则后患无穷。

8.不吸烟，并远离吸烟人群。吸烟比高血压更损害心脏，它可以通过多种方式导致冠心病。所以，当别人热情的递过香烟时，应该学会婉言谢绝。只有这样，才能更好地保护心脏，健康地享受人生。

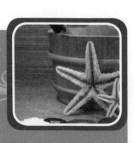

排尿对人体内环境的稳定有着重要的作用，透过尿液可以看出人是否健康，对于早期发现和分辨各种疾病有着非常重要的意义。

生殖泌尿系统与健康

生殖泌尿系统的危险信号

外阴奇痒。预示：外阴炎、月经不调、卵巢疾病、阴道滴虫或真菌感染。

外阴部溃疡，边缘不齐，呈锯齿状。预示：软下疳。

外阴溃疡的颜色呈污黄色或灰黑色。预示：急性坏疽性外阴溃疡。

外阴皮肤明显萎缩，弹性差，有白色斑块，白斑中央呈现红色小点。预示：原发性外阴萎缩。

外阴皮肤呈红斑性皮炎。预示：缺乏核黄素。

外阴皮肤变红或呈棕褐色，皮肤增厚，常有抓痕。预示：糖尿病性外阴炎。

外阴呈现白斑，但局部皮肤变薄和干燥，且大阴唇变平、小阴唇变小。

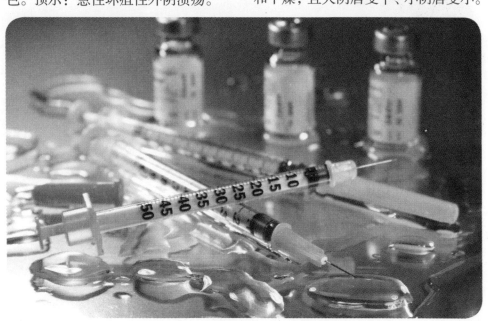

预示：外阴白斑。

外阴白斑周围皮肤有明显的色素沉着。预示：外阴白癜。

外阴可触及不规则的硬性结节，表面溃烂呈菜花状。预示：外阴癌。

女性外阴有多个溃疡，较小而浅。预示：性病性溃疡。

女性外阴溃疡数目少、破坏深，局部症状明显。预示：急性女性坏疽性溃疡。

在外阴皮肤黏膜湿润区发现污灰色乳头状隆起，相互融合重叠，表面呈菜花状，质地柔软、湿润，自觉瘙痒。预示：尖锐湿疣。

外阴部长出水疱，且疼痛严重，

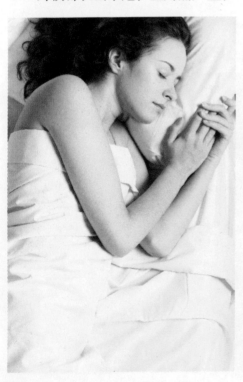

发热，小便困难。预示：疱疹。

阴蒂萎缩，包皮苍白粗糙。预示：阴蒂白斑。

阴蒂头明显外露，且粗大得犹如幼儿阴茎般大小。预示：两性畸形。

阴蒂头部呈结节状或呈菜花状增生。预示：阴蒂癌。

阴唇肿大，且皮肤明显增厚变硬。预示：局部淋巴回流障碍。

阴唇肿胀，表皮发亮，且局部压之凹陷。预示：外阴水肿。

阴唇有擦伤或病损。预示：性传染病。

阴唇皮肤红肿，触痛明显。预示：阴唇炎。

阴唇和阴蒂包皮表面出现密集小疱，继之形成溃疡，周边有弥散状红斑。预示：疱疹性外阴炎。

大阴唇皮下呈现条索状迂曲血管，且呈深蓝色。预示：外阴静脉曲张。

大阴唇皮肤粗糙，表面有鳞屑，瘙痒。预示：神经性皮炎。

大阴唇及其附近皮肤呈现白斑，局部皮肤光泽度、厚度及弹性均无异常。预示：外阴皮肤色素脱色。

小阴唇内侧或阴道外口和后联合黏膜皮肤处有多个棘状或针尖状突起。预示：外阴尖锐湿疣。

阴道常瘙痒。预示：糖尿病。

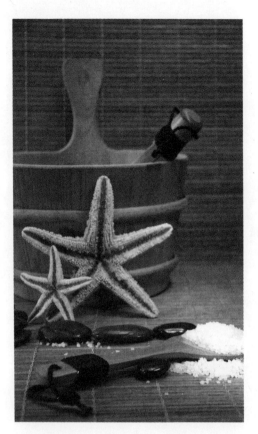

阴道瘙痒灼热，白带增多。预示：阴道受细菌或真菌感染。

阴道有大量的灰白色或黄褐色泡沫状水样排出物，伴阴唇和阴道瘙痒。预示：滴虫性阴道炎。

阴道口与肛门相连，使会阴部消失。预示：会阴Ⅲ度裂伤。

阴道异常出血，接着生产或流产，子宫大小与妊娠月份不相称。预示：绒毛膜上皮癌。

阴道异常出血，排便困难，伴有盆腔肿块。预示：子宫肌瘤。

阴道异常出血，伴有盆腔肿块。

预示：子宫内膜异位。

阴道异常出血、胸痛、咯血，伴有盆腔肿块。预示：绒毛膜癌肺转移。

孕妇阴道流出水样物。预示：早产、胎膜早破。

孕妇阴道流血，伴有小腹痛。预示：早产。

幼女阴道流血。预示：卵巢颗粒细胞瘤。

在绝经期或不是月经来潮时，出现阴道出血，时多时少或间断性出血，同房后出血且伴有腰背疼痛。预示：宫颈癌。

不规则的阴道流血和阴道排液增多，腰骶部和下腹部疼痛。预示：子宫内膜癌。

处女膜上无孔。预示：先天性处女膜闭锁。

幼女和绝经后妇女阴道流血。预示：器质性病变。

阴道分泌物恶臭，疲倦。预示：宫颈癌。

月经色鲜红且量多，质稠或夹血块。预示：血热。

月经色淡红且量多，质稀薄。预示：气虚。

月经颜色或深红或淡红，经量或多或少。预示：肝气郁结。

月经呈咖啡色。预示：寒邪侵袭。

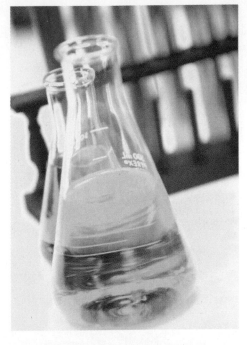

月经量过多。预示：子宫内膜不规则脱落，或子宫内膜增殖症、功能性子宫出血、子宫肌瘤、出血性疾病、肝功能障碍等。

停经，阴道流血，头晕。预示：宫外孕。

月经少或闭经、低热、盗汗，伴盆腔肿块。预示：生殖器结核。

从未来过月经且周期性下腹痛。预示：先天性无阴道，或先天性处女膜闭锁。

豆渣样白带，指白带中混杂有豆渣样白色块状物，有时这种白色物质黏附在阴道壁上，不易脱下。预示：真菌性阴道炎、霉菌性阴道炎。

血性白带，指白带内混杂有血液。

预示：宫颈癌、宫体癌等。

月经过少。预示：先天性子宫发育不良、卵巢发育不全、子宫内膜结核、宫腔积脓。

月经过频。预示：可能患有黄体功能不全、青春期功能失调性子宫出血症、更年期功能失调性子宫出血症、严重的子宫肌瘤。

阴道排液。预示：可能患有输卵管癌、子宫内膜癌、宫颈癌、严重的阴道感染、宫颈溃疡、宫腔积脓、宫颈癌。

外阴瘙痒。预示：可能患有感染性疾病、外阴局部病变、全身性疾病。

绝经后出血。预示：有可能患有外阴癌、阴道癌、宫颈癌、宫体癌、

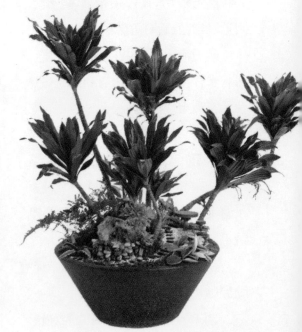

输卵管癌、阴道炎、宫颈炎、宫体内膜炎、子宫肌瘤、卵巢良性肿瘤、全身出血性疾病。

阴囊空虚，即患者出生后阴囊内触不到睾丸。预示：隐睾。

阴囊皮肤粗糙增厚，且肿大而明显下垂，呈现硬性水肿。预示：阴囊象皮肿。

阴囊皮肤潮湿发红，皱褶变粗，瘙痒显著。预示：阴囊湿疹。

阴囊皮肤变硬，色泽暗黑，病变发展迅速。预示：急性阴囊坏疽。

阴囊皮肤肿胀发亮，无局部发红。预示：阴囊水肿。

阴囊皮肤起水疱，表皮剥脱后形成溃疡。预示：药疹、白塞病。

阴囊局部皮肤青紫及增厚，皱褶变浅或消失。预示：阴囊皮下瘀血或阴囊皮下血肿。

阴囊壁可触及圆形囊肿，与皮肤粘连，但不与深部组织粘连。预示：阴囊皮脂腺囊肿。

尿道口溢脓。预示：非淋菌性尿道炎。

尿道外口狭窄。预示：先天性畸形或炎症引起的粘连。

尿道开口于阴茎背侧的表面。预示：尿道上裂。

尿道可触及硬物，常伴尿潴留。

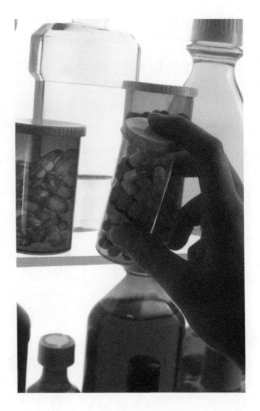

预示：尿道结石。

尿道外口、龟头及系带处呈现乳白色小脓疱，继之形成溃疡，腹股沟淋巴结常肿大。预示：阴茎结核。

尿道外口有脓性分泌物。预示：尿道炎。

尿急。预示：膀胱炎、尿道炎或急性前列腺炎。

尿急、尿频、尿意窘迫。预示：肾盂肾炎。

尿频。预示：癔症、膀胱炎、盆腔炎、膀胱结核、膀胱肿瘤、输卵管炎、前列腺炎、膀胱结石、直肠肿瘤、子宫肿瘤、尿道狭窄、神经质。

健康宝典

排尿困难应对方案

排尿困难是指排尿不畅、排尿费力，其程度与疾病的情况有关。轻者表现为排尿延迟、射程短；重者表现为尿线变细、尿流滴沥且不成线，排尿时甚至需要屏气用力，乃至需要用手压迫腹部才能把尿排出。下面为大家介绍一些针对排尿困难的应对方案。

1.多喝水

多喝水便会增加尿量，增加排尿的次数，而且还能够稀释血液、稀释尿液。

2.不憋尿

一旦膀胱充盈有尿意，就应该小便，憋尿对膀胱和前列腺不利。

3.节制性生活

关键是性生活要适度，不纵欲也不要禁欲，避免前列腺反复充血。

4.多放松

临床显示，当生活压力减缓时，前列腺症状就会得到缓解，所以平时应尽量保持放松状态。

5.温水洗澡

洗温水澡可以缓解肌肉与前列腺的紧张，减缓不适的症状，对前列腺病患者十分有益。

6.保持清洁

男性的阴囊伸缩性大，分泌的汗液较多，加之阴部通风差，容易藏污纳垢，局部细菌常会乘虚而入，这样就会导致前列腺炎、前列腺肥大、性功能下降，若不及时注意还会发生严重感染。坚持清洗阴部是预防前列腺炎的一个重要环节。另外，每次同房都要坚持冲洗外生殖器也是很有必要的。

7.防止受寒

不要久坐在凉石上，因为寒冷可以使交感神经兴奋增强，导致尿道内压增加而产生逆流。

8.避免摩擦

会阴部摩擦会加重前列腺的病状，让患者明显不适。为了防止局部摩擦，应尽量少骑或不骑自行车、摩托车等。

9.调节饮食

应尽量不饮酒，少吃辣椒、生姜等辛辣刺激性强的食品，以避免使前列腺及膀胱颈反复充血和局部胀痛。平时应多吃一些水果和蔬菜。

10.有规律的生活

适度运动，减少摄取动物性蛋白质、脂肪、酒等，避免便秘，不要憋尿，不要让下半身着凉。

患了尿失禁，要尽早治疗

对于轻、中度的尿失禁患者而言，首先要做的就是进行盆底肌肉康复训练。所谓盆底功能训练，就是有意识、有节律地做盆底肌肉的收缩与放松运动。通过这种锻炼，可以有效加强盆底肌肉的力量，并提高女性控制这些肌肉的能力。另外，此训练简单易行、无创无痛，而且没有任何副作用，是一种很好的治疗方法。

在治疗过程中，对于一些中老年女性尿失禁患者，雌激素类药物也有一定的效果，可以作为生物反馈治疗的辅助手段。由于药物有一些副作用，因此一定要在医生的指导下用药，而且不宜长期使用。重度尿失禁患者在通过盆底训练、药物等方法治疗无效的情况下，才会考虑进行手术治疗。

此外，还可以采取以下措施预防尿失禁。

（1）加强体育锻炼，积极治疗各种慢性疾病。如肺气肿、哮喘、支气管炎、肥胖、腹腔内巨大肿瘤等，都会引起腹压增高而导致尿失禁，应积极治疗这些慢性疾病，改善全身营

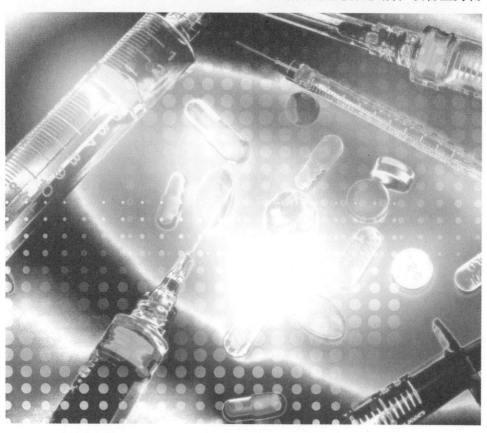

养状况。

（2）预防便秘。便秘时需要用力解便，久而久之，便会减弱盆底肌肉的力量。

（3）注意饮食清淡，多吃富含纤维的食物，防止因便秘而引起的腹压增高。

（4）盆底肌肉锻炼，不仅可以用来改善尿失禁，在没有出现尿失禁时，可以起到预防的作用。

（5）保持有规律的性生活。研究证明，更年期绝经后的妇女继续保持有规律的性生活，能明显延缓卵巢合成雌激素功能的生理性退变，降低压力性尿失禁发生率，同时可防止其

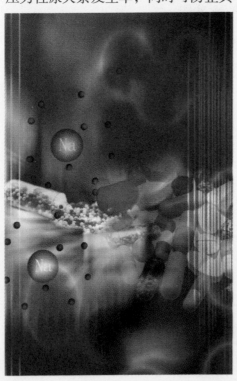

他老年性疾病，提高健康水平。

（6）减轻体重，少提重物，对预防压力性尿失禁也有一定的帮助。

（7）要保持乐观、豁达的心情。以积极平和的心态，笑对生活和工作中的成功、失败、压力和烦恼，学会自己调节心态和情绪。

（8）避免饮用咖啡、茶、可乐等饮料。这些饮料含咖啡因，会刺激膀胱肌收缩，影响泌尿功能。

（9）女性分娩后要注意休息，不要过早负重和劳累，每天坚持收缩肛门 5～10 分钟。平时不要憋尿，还要注意减肥，如果有产伤要及时修复。

（10）积极治疗咳嗽等慢性疾病。慢性咳嗽可导致腹内压增高，所以要防止出现压力性尿失禁的致病因素。

（11）不憋尿。憋尿时，盆底肌肉需要用力收缩，长期下来盆底肌肉容易松弛。当然，也没有必要在没有尿意的时候去小便。

（12）防止尿道感染。平时养成大小便后由前往后擦手纸的习惯，避免尿道口感染。性生活前，夫妻先用温开水清洗外阴；性交后女性应立即排空尿液，清洗外阴，若性交后发生尿痛、尿频，可口服抗尿路感染药物 3～5 天。

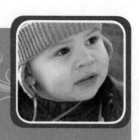

人体健康与否完全可以从人的外表相貌上体现出来。所以，一旦头脑、面容、毛发等发生某些变化，就要提高警惕，以防某些重大疾病继续恶化。

体表与身体健康

头　脑

头是人体最重要的组成部分，它与身体的健康息息相关。如果头脑感觉不舒服，那就表明身体的健康出现了异常情况。因此，通过头脑对我们发出的各种疾病信号，我们可以积极地预防，及早发现各种病症。

头脑的危险信号

额部污浊有斑点。预示：妊娠、子宫有病、肺结核。

额上部出现异常色泽。预示：横结肠有大便停滞。

额上部晦暗，发际下沿有污浊斑点。预示：肾脏疾病。

头痛轻重不等，持续数小时至数天，夜间睡眠后缓解，常表现为额部与枕部钝痛。预示：低颅内压性头痛。

突发性的剧烈头痛。预示：脑动

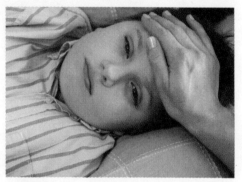

脉破裂。

中老年人剧烈头痛。预示：脑出血。

头部受到外力撞击发生局部性头痛或全头痛，且逐渐加剧，并伴有恶心、呕吐、意识障碍、昏迷。预示：颅内外伤性血肿。

晨起常出现头痛，且由咳嗽和喷嚏引起。预示：脑肿瘤。

中等程度的头痛。预示：脑瘤、副鼻窦炎或眼部疾病。

头昏、呕吐和头痛。预示：卒中。

头晕伴呕吐、头痛或口周麻木。预示：肿瘤、轻度卒中、动脉狭窄或动脉粥样硬化。

体位突然改变后出现眩晕,稍过片刻后眩晕又有好转。预示:体位性眩晕。

在坐船或乘车时发生眩晕。预示:前庭功能障碍。

头部胀痛。预示:神经官能症。

头部搏动性跳痛。预示:高血压、急性发热。

头晕。预示:神经系统病变、耳部疾病、内科疾病、感冒、颈椎骨退化、贫血、血黏度高、脑动脉硬化病、心脏病、冠心病早期。

昏迷。预示:可能患有急性传染病,如脑膜炎、脑脓肿、脑型疟疾、肺炎、败血症、中毒性菌痢;脑组织非感染性损伤,如脑血栓、脑外伤、脑出血和脑肿瘤;代谢障碍,如糖尿病、尿毒症及肝功能衰竭。

脑膜刺激征发生在夏秋季节,起病常急骤。预示:流行性乙型脑炎。

脑膜刺激征发生在冬夏季节,皮肤有出血点。预示:流行性脑脊髓膜炎。

出现脑膜刺激征,伴有突然发生的剧烈头痛,兴奋躁动,且无发热。预示:蛛网膜下腔出血。

出现脑膜刺激征,起病大多缓慢,身体其他部位有结核病灶。预示:结核性脑膜炎。

出现脑膜刺激征,颅腔、脊柱或其附近有化脓性感染灶。预示:化脓性脑炎、化脓性脑膜炎。

出现脑膜刺激征,伴有发热、贫血、胸骨疼痛、全身淋巴结及肝脾肿大,血液中可见大量幼稚细胞。预示:脑膜型白血病。

出现脑膜刺激征,伴有各种原因引起的高热,且脑脊液检查正常。预示:虚性脑膜炎。

脑脊液外观呈黄色。预示:脑肿瘤、颅内出血。

脑脊液外观呈血性,白细胞增多。预示:出血性脑炎。

脑脊液中呈现幼稚细胞。预示:脑膜型白血病。

站立时,头前倾,腰背弯曲,上下肢屈曲,内收。预示:震颤麻痹症(即帕金森症)。

仰头不下，眼睛上吊。预示：破伤风和小儿急惊风。

大头，指头颅均匀增大，颅缝开裂，用手指敲头，可听到似敲破罐子般的声音。预示：先天性脑积水、脑发育畸形、颅内患肿瘤等。

尖头，表现为下颌小、鱼样嘴、上唇沟短、两眼间距离宽、耳壳低、突鼻、高腭弓等。预示：先天性胸腺发育不全症、黏多糖的先天性代谢缺陷等先天性疾病。

方头，指额部向前突出，颞部向两侧突出，头顶扁平且呈方形。预示：佝偻病。

颅大，伴有异样安静、皮肤粗糙，舌大且常伸出口外，鼻梁扁平，腹大，常有脐疝等。预示：克汀病。

颅大，伴有头顶尖耸如塔。预示：先天性溶血性黄疸。

颅大，伴有颧及眼眶边缘明显突出，容貌酷似狮面。预示：变形性骨炎。

颅大，伴有前额突出，触之呈乒乓球样感。预示：佝偻病。

颅大，伴有马鞍鼻，下颏前突，垂手不过髋关节，手指粗短，各指平齐。预示：先天性软骨发育不良症。

颅小，伴有皮肤苍白，不安多动，肌张力增强，反射亢进。预示：苯丙酮尿症。

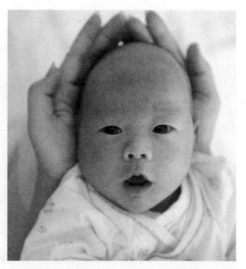

颅顶部脱发。预示：结肠炎、胆囊炎。

颅内压高，以头痛、呕吐及视乳头水肿为其三主征，此外还伴有意识障碍、神经麻痹等症状。预示：脑水肿、颅腔狭小、血液过多、脑脊液过多或脑实质增大等症。

婴儿头过大或头大面小，头皮静脉曲张，囟门隆起。预示：脑积水。

婴儿头过小，头颅呈舟状、橄榄状等多种异常形状，囟门关闭过早。预示：大脑发育不良，智力低下。

婴儿两侧额、顶骨中央增厚隆起，呈方形。预示：佝偻病。

婴儿头颅前后径短，枕骨扁平，眼小，口常半张，舌常外伸。预示：先天愚型。

头部胀痛。预示：神经官能症。

头部搏动性跳痛。预示：高血压、

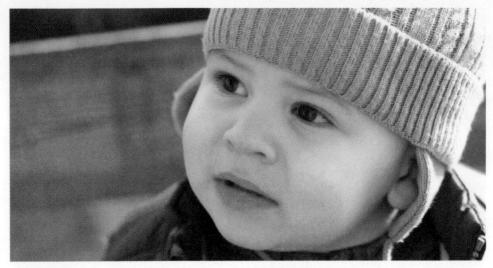

急性发热。

头部阵发性电击样剧痛。预示：神经痛。

全头痛或位置不定的头痛。预示：脑炎、脑震荡、动脉硬化或神经衰弱。

前头痛。预示：副鼻窦炎、簇集性头痛、后颅窝肿瘤或前颅窝病变。

持续性头痛。预示：颅内肿瘤。

顶部头痛。预示：神经衰弱。

发作性头痛。预示：神经痛。

侧部头痛。预示：癔症、耳部疾病。

枕部头痛。预示：尿毒症、脑膜炎、后颅窝病变、高颈位病变、枕部神经痛或蛛网膜下腔出血等。

全头痛。预示：脑出血、颅内肿瘤、颅内压增高或低颅内压性头痛。

偏头痛。预示：颞动脉炎、头部器官病变或颅内偏侧性病变。

前额头痛。预示：贫血或眼、鼻、咽部疾病。

头痛较轻，且以眩晕为主。预示：贫血。

头痛发作时呈搏动性钝痛，头有紧压感。摇头或用力时加重，伴有头晕。预示：高血压性头痛。

餐前出现头痛，呈间歇性，进食后缓解。预示：低血糖。

头痛多发生在人多拥挤时，且局限在一侧头部，疼痛时间较短，伴有出汗、流涕、流泪、面部潮红，离开拥挤环境后不久便缓解。预示：局限性血管性头痛。

头痛呈钝性、间歇性，伴有沉重感，头痛发生于头部一定的位置，且疼痛随病人体位的变换而增减，头痛多于夜间开始，晨起后加剧。预示：颅内肿瘤。

头痛常在下午或晚上发生，看书

后更痛。预示：眼部疾病。

头痛常突然发作，呈跳动痛，痛点常在前额、颈部或眼眶等处，疼痛剧烈难以忍受，每次发作可持续数秒钟到数十分钟，而间歇期无异常。预示：癫痫性头痛。

头痛常为胀痛或跳痛，呈波动性、易变性，日久会伴有失眠、多梦、眩晕、无力、记忆力下降等表现。预示：神经官能性头痛。

头痛，伴有一侧瞳孔改变、恶心、复视、眼后剧痛和精神异常。预示：脑肿瘤、脑膜炎。

头痛，伴有恶心，且一侧瞳孔改变。预示：动脉瘤。

头痛在上午较剧烈。预示：脑瘤

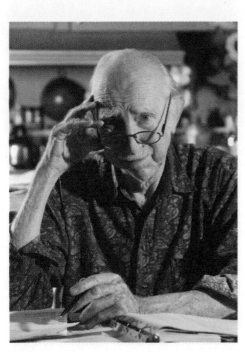

或副鼻窦炎。

头痛突然发生，呈全头痛，疼痛程度较剧烈且持续性加重，同时伴有发烧、恶心，严重者可有颅神经麻痹、肢体瘫痪、癫痫样抽搐或意识障碍。预示：脑膜炎。

头痛突然发生，患者常有头部被猛击一下的感觉，继之出现突发性炸裂样剧烈头痛，疼痛部位在前额、后枕或整个头部，可延及颈背部，并伴有恶心、呕吐、颈部强直、烦躁不安，严重者发生昏迷。预示：蛛网膜下腔出血。

突发性的剧烈头痛。预示：脑动脉破裂。

中老年人剧烈头痛。预示：脑出血的先兆。

晨起常出现头痛，且由咳嗽和喷嚏引起。预示：脑肿瘤。

中等程度的头痛。预示：脑瘤、副鼻窦炎或眼部疾病。

轻度头痛。预示：神经官能症和头部器官的病变。

入夜头痛加重甚至闭睑。预示：急性虹膜睫状体炎。

头昏、呕吐和头痛。预示：卒中。

头晕伴呕吐、头痛或口周麻木。预示：肿瘤、轻度卒中、动脉狭窄或动脉粥样硬化。

健康宝典

眩晕和耳鸣是脑缺血的早期症状

在日常生活中，许多人认为耳鸣、眩晕是小事，这是极端错误的想法。其实，这些症状的出现大多是由于脑部器官缺氧所造成的先期症状，等到脑部缺血全面发作和听力急剧下降时，则木已成舟悔之晚矣。不过脑缺血是有早期信号的，主要表现在以下3点：

（1）眩晕：有些脑力劳动者，工作时间长后，眼前就会有若即若离、浮动不稳的感觉。在运动时猛然转动颈部，就会发生头晕的现象，这些都是由于劳累而产生的脑供血不足。

（2）耳鸣：在眩晕的同时，许多人还伴有耳鸣，影响听力。重者影响休息、工作，造成注意力不够集中，反应迟钝。晚上睡眠时多汗、多梦，身体容易疲倦，且伴有食欲缺乏的症状，这些变化也是脑缺血的预兆。

（3）突聋：当耳鸣的症状加重后，无论急性耳鸣还是眩晕突聋，其发病机制与缺血和代谢有关，痊愈与否完全取决于是否得到及时有效的治疗。

中老年朋友无论出现以上3种情况中的哪种情况，均不要掉以轻心，要及时到医院就诊，以便早日康复。

健忘的诱发因素

人们常说的好忘事就是医学上所说的健忘症，好发于中老年人。中年人的健忘可分为器质性健忘和功能性健忘两大类。

1 器质性因素

这种健忘就是由于大脑皮层记忆神经出了毛病。包括脑肿瘤、脑外伤、脑炎等，造成记忆力减退或丧失；某些全身性严重疾病，如内分泌功能障碍、营养不良、慢性中毒等，也会损害大脑造成健忘。同时，随着年龄的增长，大脑本身也会发生一定程度的退行性变化，或者由于脑部动脉逐渐硬化而导致脑功能衰退。这类情况

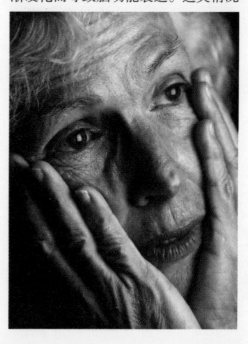

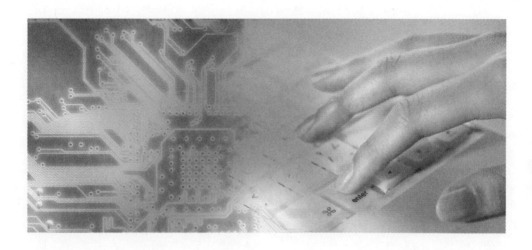

虽不属于病态，但也反映了大脑皮层记忆神经的质量问题，所以有人也将由这种原因引起的健忘归入器质性一类。对付器质性健忘，如果是由于疾病引起，应及时治疗。否则，则应加强思维和体育锻炼。加强思维活动就是多动脑子，正所谓"流水不腐，户枢不蠹"，多开动脑筋，多分析问题，可防止大脑迟钝，使大脑皮层的记忆神经永葆青春；体育锻炼是增强体质、延年益寿的良方，随着运动可促使全身血液循环加快，保证大脑有足够的血液供应，有助于记忆。

2 功能性因素

这是指大脑皮层记忆功能出了问题。比如人在青少年时期没有家庭负担，如能勤奋好学，刻苦钻研，所有的记忆都会在大脑皮层的特定部位深深扎根，所以记忆力特别好。而到了中年，肩负工作重任，家务劳动繁多，精力往往不易集中，学了东西，记忆在大脑皮层的特定部位常常扎得不深，因而也就记不牢了。

另外，有些人为了增强记忆效果，拼命使用强身补品或补脑药物，也有人想借助烟、酒、浓茶、咖啡来克服健忘，这些都是不可取的。这样，非但不会有助于记忆，对身体健康往往弊多利少。

3 电子产品

有调查研究表明，现在 25～35 岁的年轻人患健忘症的愈来愈多，而其中大部分人都爱用电子产品。经检查，这些患者的脑神经细胞没有任何异常，只是大脑的血流量低。如果将大脑比喻成电脑，这些患者的症状可解释为电脑主机和零件正常而软件出了问题。患者中多数是从小玩电子游戏、电脑、移动电话等科技产品的年轻一代。

4 基因因素

健忘的人经常自我解嘲地说："没办法，天生的。"许多人认为这只是借口，但美国国立精神健康研究所等的研究证明他们的这种说法也没错。科学家发现，人脑中有一个基因决定着记忆力的好坏，若让该基因形态不同的人回忆过去的事，他们的成绩会差30个百分点。

5 吸烟

英国学者最新研究结果表明，吸烟会加速记忆力丧失。人到中年，还有吸烟习惯的人，记忆力明显受损。四五十岁的吸烟者跟不吸烟者相比，词汇记忆力显著下降。不论社会经济条件如何，不论男女，每天吸20支烟的人，记忆力丧失情况最为严重。最新研究显示，由于香烟内所含的有害尼古丁可对脑细胞构成破坏

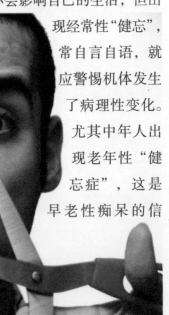

并阻碍新脑细胞的生长，抽烟可使人变傻、健忘。这是因为吸烟会导致血压升高，减少脑血流量，加重动脉硬化，造成脑血管狭窄、脑血管阻力增大。记忆力丧失是大脑功能受损的结果之一。

另外，医学最新研究还证明，早老性痴呆是从老年性"健忘"而来，每年大约有15%的进行性记忆力损害的病人会转化为症状明显的早老性痴呆。为此，医生提醒"健忘症"患者要及早治疗。

人到老年以后，大脑容易发生器质性的智能衰退，从而出现健忘的症状。健忘是老年人生理变化的一种表现，一般不会影响自己的生活，但出现经常性"健忘"，常自言自语，就应警惕机体发生了病理性变化。尤其中年人出现老年性"健忘症"，这是早老性痴呆的信

号，必须及时医疗进行药物干预。医生告诫，痴呆的病理改变往往三四十岁就已存在，不要因为年轻力壮而缺乏足够的重视，出现记忆力减退甚至经常性"健忘"症状就需尽早就医。

中医学认为，健忘与痴呆其病位在脑、主病在肾，与肝、脾密切相关。劳欲过度、情志所伤，均可致肾精亏损，脑失所养，善忘痴呆渐生。所以，养成良好的生活习惯是远离痴呆的重要自身保健。

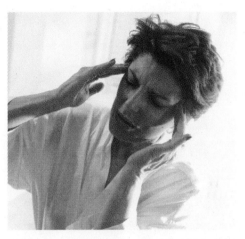

面 容

常听到人们形容一个人的脸色用"气色"一词，如"你气色不好啊！没休息好吗？"……这里的"气色"指的就是面容。健康者的面容应是两眼有神，眉清目秀，皮肤富有光泽。人的健康状况可表现于面部，通过对面容异常的判断就可诊断出相应的病症，这是医生常用的诊病手法之一。

面容的危险信号

急性面容，面色潮红，鼻翼翕动，兴奋不安，表情痛苦等。预示：疟疾、大叶性肺炎、流行性脑脊髓膜炎等。

慢性面容，面色灰暗或苍白，面容憔悴，目光暗淡。预示：慢性消耗性疾病，如肝硬化、恶性肿瘤、严重结核病等。

满月面容，面如满月，皮肤发红，常伴有小须与痤疮。预示：皮质醇增多症及长期应用肾上腺皮质激素等。

浮肿面容，面色苍白，颜面浮肿，目光呆滞，反应迟钝。预示：甲状腺功能减退症以及糖尿病和心脏病。用手指按压面部，面部皮肤出现下陷。预示：肾病、糖尿病和心脏病等。

麻疹面容，两眼微红且怕光，眼中的分泌物增多，鼻孔阻塞，伴有发热咳嗽等。预示：麻疹病。

贫血面容，面色苍白晦暗，眼睑、唇舌色淡。预示：贫血。

伤寒面容，表情淡漠，反应迟钝，呈无欲状态。预示：肠伤寒、脑炎、脑脊髓膜炎等。

恶病质面容，面容极度消瘦，面

色萎黄，皮肤弹性较差。预示：慢性消耗性疾病，如结核病、晚期癌症等。

狮子状面容，面部皮肤呈结节状增生。预示：瘤型麻风病与淋巴细胞性白血病。

猩红热面容，面部充血潮红，口鼻周围的肤色明显苍白。预示：猩红热。

恐怖状面容，面容惊愕，面颊消瘦，眼球突出，兴奋易怒，目光闪烁、有惊恐感。预示：甲状腺功能亢进。

肾病面容，面色苍白，双睑及颜面浮肿，舌质色淡且舌缘有齿痕。预示：肾病。

二尖瓣面容，面色晦暗，口唇发绀，双颊紫红。预示：风湿性心脏病、二尖瓣狭窄。

半侧痉挛面容，表现为瞬间的痉挛。预示：面部神经瘫痪后遗症、三叉神经及中枢神经障碍。

鹤发童颜面容，表现为老人面容，头发发白，满面红润。预示：动脉硬化症。

苦笑面容，面肌痉挛，牙关紧闭，呈苦笑状。预示：破伤风。

苦笑，牙关紧闭，面部肌肉痉挛。预示：破伤风。

假笑，内心忧郁，笑起来显得很不自然，常用嘴角"笑"，眼睛和面容没有任何快乐的神色。预示：隐匿性忧郁症。

阵发性笑，不由自主地阵发性地笑。发病的间隙不等，有的数小时1次，有的1日1次，也有的数日或数星期1次。发病持续的时间也不一样，每次历时几十秒或数分钟。预示：癫痫症。

痴笑，不分场合，毫无原因地发笑。有时一个人无故发笑，有时在大庭广众之下发笑，有时狂笑，有时微笑。预示：精神分裂症。

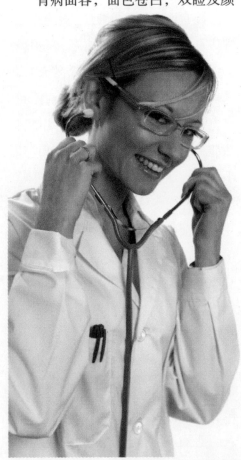

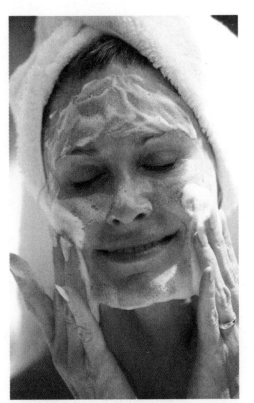

傻笑，憨里憨气地发笑，面容呆傻。预示：大脑发育不全与老年性痴呆症。

强笑，患者笑时无法克制。预示：老年性弥漫性大脑动脉硬化和大脑变性。

斧头状面容，呈皮包骨状态，从正面看上去，呈现上大下尖的斧头样形状。预示：萎缩性肌强直。

骨性狮面面容，其面型如狮面。预示：骨纤维发育异常、颅骨区慢性骨膜炎、畸形性骨炎或外伤等。

"关公脸"面容，即醉酒样面容。预示：高原病、肺源性心脏病或潜

水病。

大嘴巴面容，以耳垂为中心的面肿，界限不清，皮肤色微红，有灼热感，按之柔韧、压痛。预示：流行性腮腺炎。

面颊潮红。预示：肺功能不好。

面颊小而尖。预示：肺虚弱。

面颊部呈现像红蜘蛛网样的毛细血管。预示：酒精性肝硬化。

面色黑灰暗淡。预示：阳衰阴盛的体象。

面黑如炭，环口黧黑。预示：足少阴肾经气绝的体象。

面色黑且干焦。预示：肾精久耗。

面部黑褐斑。预示：肾精虚衰，亦可见于血瘀、肝郁气滞、阴虚火旺等病症。

全身肌肤尽黄。预示：脾胃、肝胆湿邪阻滞，或因瘀血内停日久等原因，导致胆液不循常道外溢肌肤。

面容失神，精神萎靡，反应迟钝，目光呆滞，语言无力，答非所问，也叫无神。预示：正气已伤，病情较重，预后不良。

颊部疮疡，红肿生于颊车骨间，一至数枚，形如疔疮，称作面发毒。预示：阳明风热上攻。

童面白斑，在儿童面部浮现出淡白色、如小指头至拇指头大的圆斑，

呈单发或多发。预示：蛔虫病。

面部小疙瘩。预示：所在部位有病菌侵入血液。

面色发青。预示：小儿惊风、癫痫。

面目青黑，四肢厥逆。预示：砒霜中毒的表现，应及早解救。

小儿脸色时青时白时黑。预示：小儿危重病症。

小儿面颊如青黛者。预示：小儿中暑症。

小儿面青气促者。预示：小儿受惊症。

健康宝典

脸色苍白预示着疾病的发生

人们常说脸色是人体健康状况的晴雨表，这句话是有一定道理的。脸部的每个部位与脏腑有着密切的联系，人体脏腑功能失调，也会引起脸部相应的变化。一个人的脸色与身体健康有着密切的关系，这是由于全身气血的盛衰常常从脸部的颜色表现出来。身体健康的人，脸色红润，表示血气充盈；而身体不适的人，脸色苍白，表示血气虚衰。不健康的人常常表现出异常的脸色来，例如脸色苍白、潮红、青紫、发黄、发黑等，苍白的脸色是由于脸部毛细血管不够充盈而引起的，中医认为此现象大多是属于虚证或寒证，是体质差的表现。此外，如大出血、休克、甲状腺功能减退、慢性肾炎、铅中毒等均会出现脸色苍白的现象。

人们应该重视自己的皮肤颜色变化，因为它可以反映出人的健康状况，意味着是否患了某种疾病。专家们认为，如果人脸色经常苍白，很有可能患有贫血症，因为贫血意味着血中的血红蛋白数量减少。当贫血状况非常严重的时候，脸色则表现为雪白，这个时候应该立即到医院就诊。

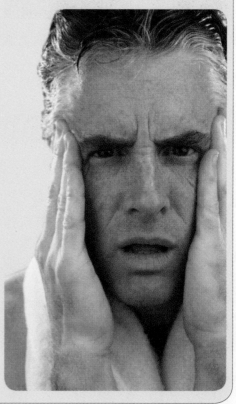

毛　发

毛发的健康能够反映出身体的健康。一些全身性或者局部性疾病可以影响到人体毛发的生长，关注毛发亦是关注身体的健康。

毛发的危险信号

青少年白发，且伴有肾虚症状。预示：肾气亏乏。

红发。预示：可能是由铅、砷中毒引起。

黄发。预示：精血不足、不健康。

黑发。如头发太黑，或一直都不太黑，而突然变成漆黑。预示：有患癌症的可能。

头发骤落。预示：内分泌失调、荷尔蒙分泌失衡、甲状腺功能亢进或甲状腺分泌不足、缺铁性贫血、丹毒、梅毒等。

男性阴毛过少。预示：内分泌系统病变。

女性阴毛过少，常由性腺功能不全导致。如原来有阴毛，以后慢慢脱落不生，同时头发和腋毛也脱去，伴有闭经、性欲减退等。预示：甲状腺功能低下。

女性糖尿病患者面部多毛，闭经

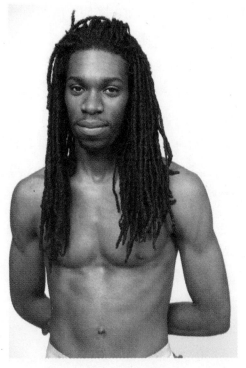

及高血压。预示：糖尿病妇女生须发综合征。

阴毛及腋毛稀少，第二性征不发育，两臂平伸时，两中指指尖间距大于身高。预示：类无睾巨人症。

多阴毛，可触及肿大卵巢。预示：多囊性卵巢综合征。

多毛，伴有高血压，水牛背。预示：皮质醇增多症。

全身性毛发稀少。预示：肝硬化、糖尿病。

全身性毛发稀少，无自觉症状，也无明显内分泌功能紊乱的症状。预示：原发性毛发稀少。

全身性毛发稀少，伴有性器官发

育不全、基础代谢率降低。预示：稀毛生殖器综合征。

全身性毛发稀少，伴有手足搐搦、喉部喘鸣、呼吸困难、甲板畸形变脆。预示：甲状旁腺功能减退症。

全身性毛发稀少，伴有脸面或下肢呈非凹陷性浮肿，少语，基础代谢率降低。预示：甲状腺功能减退症。

全身性毛发稀少，伴有肢冷、皮肤粗糙。预示：席汉综合征。

腹部体毛稀少。预示：黏液性水肿、性腺功能减退症和垂体前叶功能减退症。

腰部膨隆，见于患侧。预示：多囊肾、巨大肾上腺瘤、巨大肾盂积水或积脓。

头发过早发白。预示：贫血、结核病、肠胃病变或动脉粥样硬化。

幼儿出生时即有白发。预示：斑白病、白化病及某些遗传性综合征。

青少年头发变白，若伴有心虚症状。预示：劳心，耗伤阴血。

青少年短期内头发大量变白，烦躁易怒，面红口苦。预示：肝郁化热、劫伤营阴、头发失荣。

青少年头发变白伴有肾虚症状。预示：肾气亏乏。

灰发。预示：早老、斑秃、白癜风、老年性白斑、结节性硬化症、甲状腺功能失调和白细胞异常白化综合征等。

头发呈红色或红褐色。预示：砷、铅中毒。

脆裂发，头发干燥变脆，

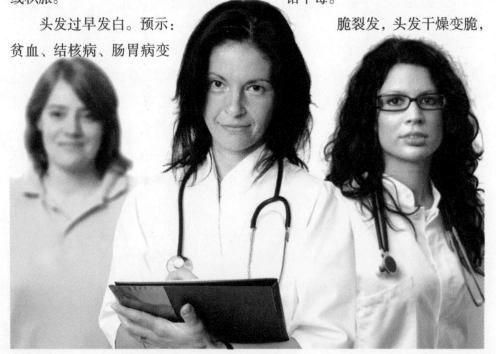

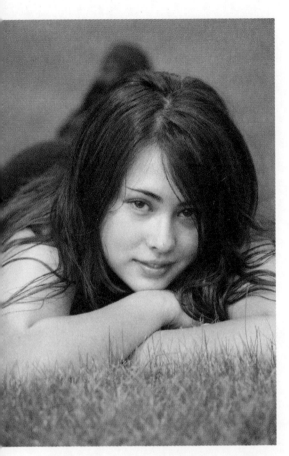

或头发刚长出即断。预示：白癣、黄癣、黑点癣等。

头发从根部开始变白、变黄，焦枯且无断发，多从头顶或两鬓处发生。预示：肝肾阴虚、精血亏少所致。

头发末梢部开始焦枯、分裂易断、生长变慢。预示：气血虚弱。

头发脱落，伴有面色苍白、肢体浮肿、纳少神疲、畏寒肢冷。预示：脾肾阳衰。

头发脱落，伴有畏寒肢冷、性欲减退。预示：肾阳虚衰。

疤痕性脱发，头皮结疤，发不再生。预示：秃发生毛囊炎、头部乳突性皮炎等。

疤痕性脱发，伴有初期皮肤发硬且光亮，后期皮肤萎缩变薄。预示：局限性硬皮病。

疤痕性脱发，伴有皮肤改变，酷似局限性硬皮病，但可有小的活动性溃疡，表面可结疤。预示：疤痕性基

易于折断。预示：糖尿病、结核病、脂溢性皮炎、头癣、维生素 A 缺乏症、甲状腺功能低下。

穗状发，头发扭结成谷穗样，枯黄，没有光泽，多伴有面黄肌瘦、脘腹膨胀、大便溏薄或干结等。预示：脾胃失调的疳积病。

束状发，头发紧缩成束，排列犹如毛笔，头皮上生有银白色或污黄色的鳞屑。预示：黄癣、银屑病和脂溢性湿疹等。

断发，头发易于折断且参差不齐，

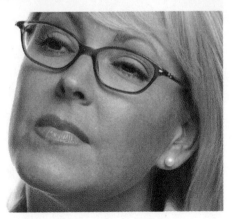

底细胞上皮瘤。

疤痕性脱发，伴有头大畸形，皮肤萎缩，皮下脂肪少，面容衰老，体型矮小，伴有皮肤松弛。预示：早老症。

疤痕性脱发，伴有一侧面部皮肤及皮下组织萎缩，常呈条状，可累及额顶部。预示：偏面萎缩症。

非疤痕性脱发，伴有甲板变薄、梨形鼻、宽鼻梁、指（趾）关节畸形。预示：毛发—鼻—指骨综合征。

头皮呈片状疤痕性脱发，伴有躯干、四肢和头皮片状毛囊性角化性丘疹，腋毛、阴毛脱落。预示：小棘苔藓。

男性前额发际脱发。预示：肾脏病变。

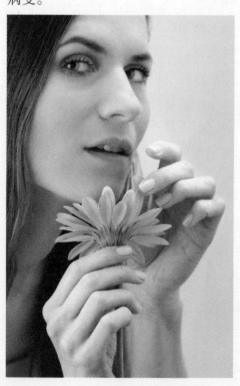

每天脱发在百根以上，甚至一把把头发脱下。预示：秃发病。

婴幼儿枕后秃发，伴有夜啼。预示：佝偻病。

头发和眉毛脱落严重，头皮发白。预示：慢性中毒。

脱发区呈圆形、椭圆形或不规则形，局部光滑发亮。预示：斑秃。

女性头发散发性脱落。预示：可能患有肾炎。

假性脱发，头皮呈现圆形的秃发斑，日久头皮变薄光滑，皮塌内陷。预示：扁平苔藓、盘状红斑狼疮、局限性硬皮病、秃发性毛囊炎等。

头发稀疏不均，且呈虫蛀状。预示：梅毒性脱发。

头发稀疏而细软，头顶及两鬓更甚，伴有头晕眼花、腰膝酸软。预示：精血亏虚。

女性头发亮、眉毛浓，甚至有胡须，并伴有脉实。预示：肝病，如肝脂肪堆积症。

头发脆弱易断。预示：甲状腺疾病。

非疤痕性脱发伴有头发油腻，且有大量的鳞屑。预示：脂溢性脱发。

男性在发育后，发际明显后退，伴有头发油腻、头屑多、头皮痒。预示：脂溢性秃发。

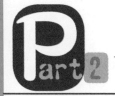

Part 2 下篇 从化验单和身体感受识别疾病

中医看病讲究望、闻、问、切，而西医看病讲究透视、化验等。而在临床上，西医常让病人做尿常规、血常规、便常规等检查，然后凭借化验的指标判断疾病并对症下药。然而，对于非医学专业的人来说，化验单里常出现的诸如摩尔／升、微摩尔／升以及毫升、飞升等字眼就会令人一头雾水。那么，这些符号究竟揭示了什么人体奥秘呢？我们可以从本章找寻到答案。

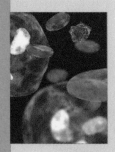
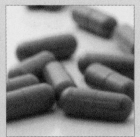
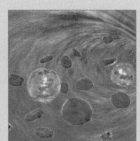
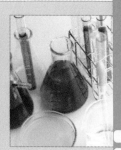

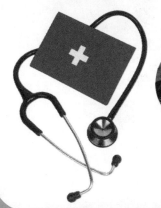
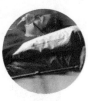
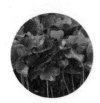
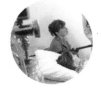

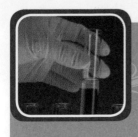

化验单里的疾病信号

对于许多人来说，医院里化验单上面一排排的英文缩写字母和数字就像天书一样，根本看不懂。而实质上，化验单远没有想象中那么神秘，完全可以解读。

人生了病，一定会着急担心，但面对化验单上各种各样的字母和数据又不知其意，为此，有些心理素质差的病人常容易多疑。面对家人的焦急神态，他们会无端地联想自己得了重症，从而精神崩溃，身体免疫能力急剧下降，病情更重了，更有甚者则直接选择了自杀。这不是危言耸听，这种情况几乎每年都会发生。而近年国内外的一些医护研究者认为：让患者直面病情会更利于其疾病的治疗，调动其机体免疫发挥出最好的状态，配合药物等治疗手段，从而治愈疾病。为此，我们在这一章中，帮您揭开化验单的神秘面纱。

血液一般检查

1. 白细胞（WBC）：单位，个/升（个/L）。

（1）正常值

成人白细胞数为（4.0 ~ 10.0）$\times 10^9$/升。儿童随年龄而异，新生儿为（15.0 ~ 20.0）$\times 10^9$/升；6个月 ~ 2岁为（11.0 ~ 12.0）$\times 10^9$/升；3 ~ 14岁为 8.0×10^9/升左右。

（2）预示疾病

①增多：常见于急性细菌性感染、严重组织损伤、大出血、中毒和白血病等。

②减少：常见于某些病毒感染、

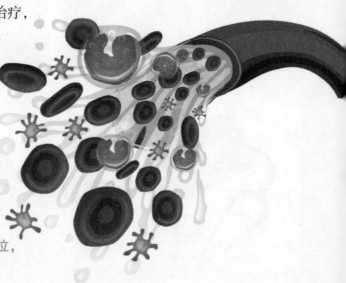

血液病、物理及化学损伤、自身免疫性疾病和脾功能亢进等。

2. 白细胞分类（DC）：单位，百分比。

（1）正常值

①中性粒细胞（N）：成人40%～75%。

②嗜酸粒细胞（E）：0.5%～5%。

③嗜碱粒细胞（B）：0%～1%。

④淋巴细胞（L）：20%～45%。

⑤单核细胞（M）：2%～6%。

（2）预示疾病

①中性粒细胞<（N）：增多或减少，同白细胞（WBC）。

②酸性粒细胞（E）：增多，常见于过敏性疾病、寄生虫病、某些皮肤病（如湿疹、牛皮癣等）、慢性粒细胞性白血病、淋巴肉瘤、鼻咽癌、肺癌等；减少，常见于伤寒、副伤寒早期、大手术、烧伤等应激状态及长期应用肾上腺糖皮质激素后。

③碱性粒细胞（B）：增多，常见于白血病、某些转移癌、骨髓纤维化、脾切除后及铅、锌中毒等；减少，无临床意义。

④淋巴细胞（L）：增多，见于某些病毒或细菌所致的传染病、急慢性血液病、药物反应和变态反应、溶血性贫血等；减少，见于淋巴细胞破

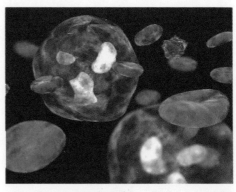

坏过多（如X线照射、化疗、应用肾上腺糖皮质激素或淋巴细胞毒素等）、免疫缺陷病、霍奇金病及尿毒症等。

⑤单核细胞（M）：增高，常见于感染、血液病、胶原性疾病等；减少，无临床意义。

3. 中性粒细胞（N）核象变化：单位，百分比。

（1）正常值

周围血液中幼稚的中性杆状粒细胞（如晚幼粒、杆状核）应为1%～5%，中性分叶核粒细胞分叶少于4叶，为50%～70%。

（2）预示疾病

①核左移：幼稚中性粒细胞超过正常中性粒细胞的5%，表示中性粒细胞生长旺盛。常见于患急性传染病或体内有炎症病灶者。中度感染时，白细胞数（WBC）超过$10×10^9$/升时，中性杆状粒细胞大于6%，为轻度左移；大于10%，为中度左移；大于25%，为重度左移。

②核右移：中性粒细胞分叶过多，大部分为 4～5 叶或更多（甚者 15 叶），这表示衰老白细胞增多，造血功能减退；如疾病进行期突然出现核右移（5 叶核白细胞大于 3%），则为疾病的危险预兆，预后不良。

4. 红细胞（RBC, BLC）：单位，个 / 升（个 /L）。

（1）正常值

成年男性为（4.0～5.5）×10^{12}/升；成年女性为（3.5～5.0）×10^{12}/升；新生儿为（6.0～7.0）×10^{12}/升；婴儿为（3.0～4.5）×10^{12}/升；儿童为（4.0～5.3）×10^{12}/升。

（2）预示疾病

①增多：分为相对增多（呕吐、腹泻、多汗、多尿、大面积烧伤等所致），绝对增多（真性红细胞增多症等），代偿性增多（缺氧等）。

②减少：常见于缺铁性贫血、溶血性贫血、再生障碍性贫血及急慢性失血等。

5. 平均红细胞体积（MCV）：单位，飞升（fL）。

（1）正常值

80～95 飞升（fL）。

（2）预示疾病

①增多：常见于大细胞性贫血。

②减少：常见于小细胞性低色素性贫血。

6. 平均红细胞血红蛋白（MCH）：单位，皮克（pg）。

（1）正常值

27～32 皮克（pg）。

（2）预示疾病

①增高：常见于大细胞性贫血。

②降低：常见于小细胞性贫血。

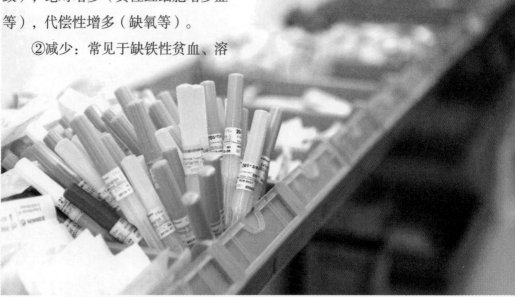

7. 红细胞体积分布宽度（RDW）：单位，百分比（%）。

（1）正常值

10.9% ~ 15.7%。

（2）预示疾病

①增多：见于各类型营养缺乏性贫血。

②减少：无临床意义。

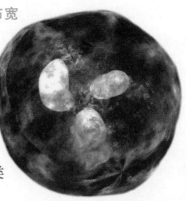
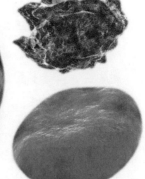

8. 网织红细胞（RC 或 Rct）：单位，个 / 升（个 /L）或百分比（%）。

（1）正常值

绝对数为 24 ~ 84/ 升；百分比：成人为 0.5% ~ 1.5%，新生儿为 2% ~ 6%。

（2）预示疾病

①增多：常见于溶血性贫血、缺铁性贫血、大出血。

②减少：常见于急慢性再生障碍性贫血等。

9. 血沉（ESR）：单位，毫米 / 小时（mm/h）。

（1）正常值

男性为 0 ~ 15 毫米 / 小时，女性为 0 ~ 20 毫米 / 小时。

（2）预示疾病

①增快：常见于各种炎症、结核病和风湿病活动期、组织损伤、贫血和高球蛋白血症、恶性肿瘤等。

②减慢：常见于红细胞增多症、严重肝损害、脱水及使用抗炎药物等。

10. 血小板（PLT）：单位，个 / 升（个 /L）。

（1）正常值

（100 ~ 300）× 10^9/ 升（旧制单位：10 万 ~ 30 万 /mm^3）。

（2）预示疾病

①增多：常见于急性感染、失血、溶血、骨折、脾切除后、原发性血小板增多症、慢性粒性白血病、真性红细胞增多症等。

②减少：常见于再生障碍性贫血、白血病、血小板减少性紫癜、脾功能亢进等。

11. 血小板平均体积（MPV）：单位，飞升（fL）。

（1）正常值

6.3 ~ 10.1 飞升。

（2）预示疾病

①增多：常见于血小板破坏过多。

②减少：常见于骨髓增生低下。

12.红斑狼疮细胞（LE）

（1）正常值

为阴性，即未找到 LE 细胞。

（2）预示疾病

阳性标本常见于系统性红斑狼疮（急性期阳性率可高达 80%），亦可见于一些结缔组织病和自身免疫性疾病。

尿常规检查

1.尿量：单位，毫升（ml）。

（1）正常值

成人一昼夜尿量为 1500～2000 毫升，日间尿量与夜间尿量之比为（2～3）：（1～2）。新生儿初生几天时一昼夜尿量为 20～40 毫升，1 周时约为 200 毫升。

（2）预示疾病

①多尿：一昼夜超过 2500 毫升为多尿。常见于内分泌障碍（如糖尿病、甲状腺功能亢进症、尿崩症等）、肾脏疾病（如高血压肾病、慢性肾炎或肾盂肾炎等）。

②少尿：24 小时之内尿量少于 400 毫升或每小时少于 17 毫升为少尿。多见于各种热病和水肿疾患。

③无尿：24 小时之内尿量少于 100 毫升为无尿。常见于肾前性疾病（如休克脱水、心力衰竭、电解质紊乱等）、肾源性疾病（如急性肾小球肾炎、慢性肾炎急性发作等）及肾后性疾病（如前列腺肥大、尿道狭窄、泌尿系结石所致梗阻等）。

2.尿颜色

（1）正常色

正常人新排出尿液多为透明、淡黄或黄色。

（2）预示疾病

①乳白色（乳糜尿）：常见于丝虫病、腹腔肿瘤、结核压迫肾周围淋

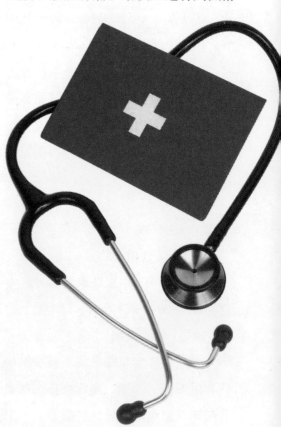

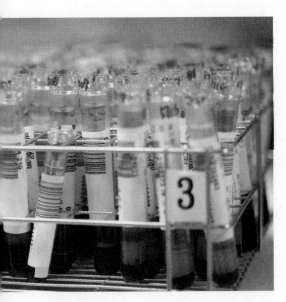

巴管等。

②淡红色或棕红色（血尿）：每升尿内含血量超过1毫升，即可出现淡红色，称肉眼血尿。常见于肾脏疾病（如结核、结石及炎症等），也可见于原发性血小板减少性紫癜及血友病等。

③清晰红茶色、酱油色、葡萄酒色（血红蛋白尿）：经显微镜检查无红细胞，见于阵发性睡眠性血红蛋白尿症、蚕豆病、恶性疟疾等。

④浓茶色（胆红素尿）：常见于阻塞性黄疸、肝细胞性黄疸、药物影响，如核黄素、呋喃唑酮（痢特灵）等。

⑤蓝绿色：常见于尿布变蓝综合征、药物影响，如亚甲蓝（美蓝）、氨苯蝶啶等。

⑥深黑色：常见于黑尿热（奎宁

等引起的溶血反应）、中毒（对苯二酚等）、黑色素原尿症等。

3.尿渗透压：单位，毫摩尔/升。

（1）正常值

成人一般为600 ~ 1000毫摩尔/升，平均800毫摩尔/升；最大范围为40 ~ 1400毫摩尔/升。

（2）预示疾病

①增高：见于糖尿病等。

②降低：见于尿崩症、阻塞性肾病、尿酸性肾病等。

4.尿比重。

（1）正常值

24小时内最大范围为1.003 ~ 1.035，一般为1.015 ~ 1.025；晨尿常在1.020左右。

（2）预示疾病

①增高：常见于急性肾炎、糖尿病、失水及心功能不全。

②降低：常见于慢性肾炎后期及尿崩症。

5.尿酸碱度（pH）。

（1）正常值

正常膳食条件下，pH为4.6 ~ 8.0，平均值为6.0。

（2）预示疾病

①酸性尿（pH<0.5）：常见于酸中毒、痛风、糖尿病、肾结核、肾炎，药物（氯化铵等）、食物（肉类、蛋

类）影响等。

②碱性尿（pH>8.0）：常见于代谢性碱中毒，药物（碳酸氢钠）、食物（水果、蔬菜）影响等。

6. 尿蛋白（PRO, Pro）：单位，毫克/24 小时（mg/24h）。

（1）正常值

①定性：阴性。

②定量：儿童低于 40 毫克/24 小时，成人 20 ～ 80 毫克/24 小时。

（2）预示疾病

尿内蛋白超过 100 毫克/24 小时（mg/24h），常规检查为阳性，称为蛋白尿。常见于肾炎、肾病、泌尿系统感染等疾病。

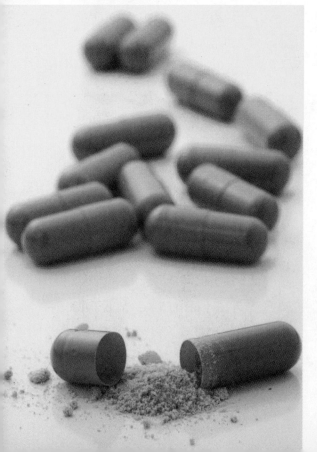

7. 尿糖（GLU 或 US）：单位，毫摩尔 24 小时（mmol/24h）。

（1）正常值

①定性：阴性。

②定量：成人 0.56 ～ 5.0 毫摩尔/24 小时，儿童低于 0.28 毫摩尔/24 小时，新生儿低于 1.11 毫摩尔/24 小时。

（2）预示疾病

患糖尿病及肾性糖尿时增高。

8. 尿酮体（KET, U-Ket）：单位，毫克/24 小时（mg/24h）。

（1）正常值

①定性：阴性。

②定量：β 羟丁酸 25 毫克/24 小时，乙酰乙酸 9 毫克/24 小时，丙酮 3 毫克/24 小时。

（2）预示疾病

常见于糖尿病酮症、妊娠呕吐、子痫、腹泻及各种因素造成的呕吐等。

9. 尿胆红素（BIL）。

（1）正常值

定性：阴性。

（2）预示疾病

阳性：常见于阻塞性黄疸（胆石症、胆道蛔虫、胰头癌等）、肝细胞性黄疸（肝癌、肝硬化、中毒性肝炎等）。

10. 尿胆原（URO 或 UBG）：单位，微摩尔 /24 小时（μmol/24h）。

（1）正常值

①定性：阴性或弱阳性，尿按 1：20 的比例稀释后为阴性。

②定量：1.69 ~ 6.76 微摩尔 /24 小时（旧制单位：1 ~ 4 毫克 /24 小时）。

（2）预示疾病

①阳性：常见于溶血性黄疸及肝病。

②增多：常见于溶血性黄疸、肝实质病变及心力衰竭等。

③减少：见于阻塞性黄疸或肝细胞性黄疸极期。

粪便常规检查

1. 粪便量：单位，克 /24 小时（g/24h）

（1）正常值

成人 100 ~ 300 克 /24 小时，干重 23 ~ 32 克 /24 小时。

（2）预示疾病

①增加：常见于消化不良、慢性胰腺炎、肠道功能紊乱、甲状腺功能亢进症等。

②减少：常见于慢性便秘、受粗细食物影响。

2. 粪便性状

（1）正常值

正常大便呈软泥状，婴儿的大便往往为不成形的浆糊状。

（2）预示疾病

①黏液便或脓血便：多见于菌痢、肠胃疾病等。

②柏油状便：多见于各种原因引起的上消化道出血。

③米汤样便：多见于霍乱或副霍乱。

3. 粪便颜色

（1）正常值

正常成人粪便呈黄色或棕黄色，婴儿粪便呈金黄色。

（2）预示疾病

①黑色：上消化道出血（如柏油便）、食物性因素（如猪肝、动物血）和药物性因素（如生物炭及铋、铁等制剂）所致。

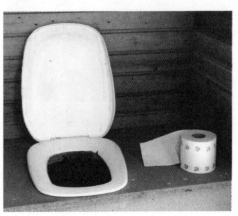

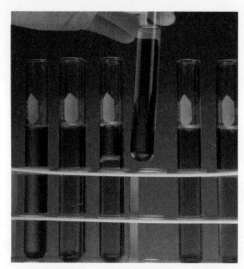

②果酱色：菌痢、阿米巴痢疾急性发作。

③鲜红色：常见于肠下段出血性疾病（如结肠或直肠癌、痔出血、痢疾）。

④灰白色：常见于阻塞性黄疸、钡餐造影术后。

⑤绿色：常见于儿童吃进大量绿色蔬菜后消化不良。

4. 粪便显微镜检查

（1）正常值

正常粪便含有少量植物细胞、淀粉颗粒、肌肉纤维，偶见少量白细胞或上皮细胞。

（2）预示疾病

①大量红细胞：见于肠道下段炎症或出血（如痢疾、结肠癌、痔出血等）。

②大量白细胞：见于肠道炎症

（如结肠炎、菌痢等）。

5. 粪胆素

（1）正常值

定性：阳性。

（2）预示疾病

①弱阳性：见于胆汁分泌功能减退、胆道不完全性阻塞。

②阴性：见于完全梗阻性黄疸。

6. 粪胆元：单位，微摩尔 /24 小时（μmol/24h）。

（1）正常值

68 ~ 473 微摩尔 /24 小时。

（2）预示疾病

①增高：见于溶血性黄疸。

②降低：见于梗阻性黄疸、肝细胞性黄疸、再生障碍性贫血、恶病质、口服抗生素引起肠道菌群失调。

血液无机物的检查

1. 血清钾（K）：单位，毫摩尔 / 升（mmol/L）。

（1）正常值

离子电极法：新生儿 3.7 ~ 5.9 毫摩尔 / 升，婴儿 4.1 ~ 5.3 毫摩尔 / 升，儿童 3.4 ~ 5.7 毫摩尔 / 升，成人 3.5 ~ 5.0 毫摩尔 / 升；火焰光度测定法：3.6 ~ 5.4 毫摩尔 / 升；四苯硼钠比浊法：4.1 ~ 5.6 毫摩尔 / 升。

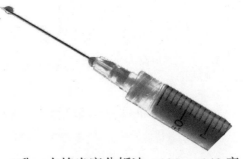

（2）预示疾病

①增高：见于经口及静脉腔摄入增加（如含钾药物及潴钾利尿剂过度使用），钾流入细胞外液（如严重溶血及感染、烧伤组织破坏、胰岛素破坏），组织缺氧（如心功能不全、呼吸障碍、休克），尿排泄障碍（如肾功能衰竭、肾上腺皮质功能减退）等。

②降低：见于经口摄入减少（如胃肠手术后、食管狭窄、严重感染或肿瘤晚期等），钾移入细胞内液（如碱中毒及使用胰岛素后等），消化道钾丢失（如频繁呕吐、腹泻），尿钾丧失（如肾小管性酸中毒）。

2.清钠（Na）：单位，毫摩尔/升（mmol/L）。

（1）正常值

离子电极法：135～145毫摩尔/升；火焰光度分析法：131～148毫摩尔/升；醋酸铀镁法：134.9～148毫摩尔/升。

（2）预示疾病

①增高：血清钠高于150毫摩尔/升时称高钠血症。见于严重脱水、大量出汗、高热、糖尿病性多尿、肾上腺皮质功能亢进（如库欣综合征、醛固酮增多症）等。

②减少：血清钠低于130毫摩尔/升时，为低钠血症。见于肾脏失钠（如肾皮质功能不全、重症肾盂肾炎、糖尿病）、胃肠失钠（如胃肠道引流、呕吐及腹泻）、抗利尿激素过多等。

3.血清氯（Cl）：单位，毫摩尔/升（mmol/L）。

（1）正常值

离子电极法：96～108毫摩尔/升。

（2）预示疾病

①增高：常见于呼吸性碱中毒、高渗性脱水、肾炎少尿及尿道梗塞。

②降低：常见于低钠血症、严重呕吐、腹泻、胃肠胰液胆汁液大量丢

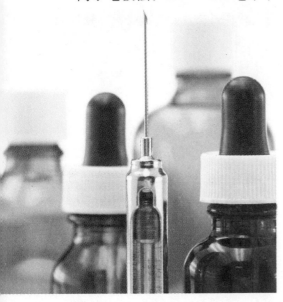

失、肾功能减退及艾迪生病等。

4.血清总钙（Ca）：单位，毫摩尔/升（mmol/L）。

（1）正常值

甲基麝香草酚兰比色法：儿童2.5～3.0毫摩尔/升，成人2.1～2.8毫摩尔/升；原子吸收分光光度法：2.2毫摩尔/升±2.6毫摩尔/升；邻甲酚酞络合剂直接比色法：2.18～2.78毫摩尔/升。

（2）预示疾病

①增高：常见于甲状旁腺功能亢进、骨髓炎、骨肿瘤、急性骨萎缩、肾上腺皮质功能减退及维生素D摄入过量等。

②降低：常见于甲状旁腺功能减退、维生素D缺乏症、低钙饮食及吸收不良。

5.血清离子钙（Ca）：单位，毫摩尔/升（mmol/L）。

（1）正常值

离子选择电极法：1.375～1.75

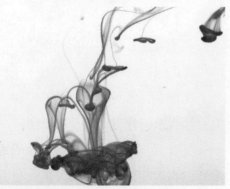

毫摩尔/升。

（2）预示疾病

①增高：见于甲状旁腺功能亢进、异位高甲状旁腺（PTH）瘤等。

②降低：见于甲状旁腺功能减退、维生素D缺乏症、镁不足、碱血症等。

6.血清无机磷（P）：单位，毫摩尔/升（mmol/L）。

（1）正常值

磷钼酸直接比色法：儿童1.5～2.0毫摩尔/升，成人0.8～1.0毫摩尔/升。

（2）预示疾病

①增高：常见于甲状旁腺功能减退、急慢性肾功能不全、尿毒症、骨髓瘤及骨折愈合期。

②降低：常见于甲状腺功能亢进症、代谢性酸中毒、佝偻病、软骨病、肾功能衰退、长期腹泻、吸收不良。

7.血清铁（Fe）：单位，微摩尔/升（μmol/L）。

（1）正常值

双吡啶比色法：儿童8.95～32.23微摩尔/升，男性成人13.60～28.28微摩尔/升，女性成人10.74～30.97微摩尔/升，老年人7.16～14.32微摩尔/升；亚铁嗪比色法：新生儿18～45微摩尔/升，婴儿7～18微

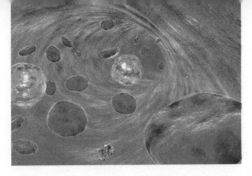

摩尔/升，儿童 9 ~ 22 微摩尔/升，男性成人 9 ~ 29 微摩尔/升，女性成人 7 ~ 27 微摩尔/升。

（2）预示疾病

①增高：见于贫血（溶血性、再生障碍性）、急性肝炎、铅中毒或维生素 B6 缺乏症等。

②降低：见于各种缺铁性贫血、妊娠或婴儿生长期；恶性肿瘤、肝硬化、长期失血、铁吸收障碍。

8. 血清总铁结合力（TBC）：单位，微摩尔/升（μmol/L）。

（1）正常值

亚铁嗪比色法：婴儿 18 ~ 72 微摩尔/升，成人 45 ~ 72 微摩尔/升。

（2）预示疾病

①增高：见于缺铁性贫血、肝细胞坏死及急性肝炎。

②降低：见于遗传性铁蛋白缺乏症、肝硬化、溶血性贫血、肾病及尿毒症。

9. 血清镁（Mg）：单位，毫摩尔/升（mmol/L）。

（1）正常值

原子吸收法：0.8 ~ 1.2 毫摩尔/升。

（2）预示疾病

①增高：见于急慢性肾功能不全、甲状旁腺功能减退、多发性骨髓瘤、严重脱水及糖尿病昏迷等。

②降低：见于先天家族性低镁血症、甲状腺功能亢进症、长期腹泻、呕吐、吸收不良、糖尿病酸中毒、原发性醛固酮症、长期使用皮质激素治疗后。

10. 血清铜（Cu）：单位，微摩尔/升（μmol/L）。

（1）正常值

原子吸收法：新生儿 2.5 ~ 10 微摩尔/升，儿童 5.0 ~ 29.8 微摩尔/升，男性成人 11 ~ 22 微摩尔/升，女性成人 12.6 ~ 24.3 微摩尔/升。

（2）预示疾病

①增高：常见于恶性肿瘤、肝硬

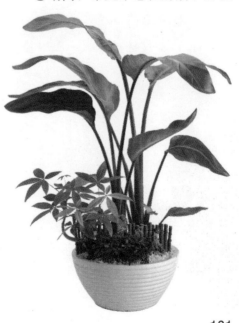

化、白血病、甲状腺功能亢进症、风湿病等。

②降低：常见于低蛋白血症、肝豆状核变性、肾病综合征等。

11.血清锌（Zn）：单位，微摩尔／升（μmol/L）。

（1）正常值

原子吸收法：7.7～21.4 微摩尔／升。

（2）预示疾病

①增高：常见于锌中毒、甲状腺功能亢进症、嗜酸粒细胞增多症、X射线照射后等。

②降低：常见于慢性肝病、烧伤、肾病综合征、各种贫血、恶性肿瘤。

12.血清硒（Se）：单位，微摩尔／升（μmol/L）。

（1）正常值

原子吸收法：1.02～2.29 微摩

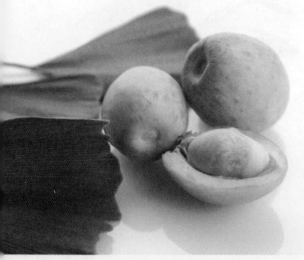

尔／升。

（2）预示疾病

①增高：常见于硒中毒（某些职业环境可造成血硒浓度增高）。

②降低：常见于克山病、溶血性贫血、缺血性心脏病、肝硬化等。

血液维生素的检查

1.血清 β - 胡萝卜素（β-Car）：单位，微摩尔／升（μmol/L）。

（1）正常值

0.93～3.7 微摩尔／升。

（2）预示疾病

①增多：常见于黏液性水肿、糖尿病、慢性肾炎及大量摄入含胡萝卜素的食物后。

②减少：常见于肝硬化。

2.血清维生素 A（VA）：单位，微摩尔／升（μmol/L）。

（1）正常值

0.5～2.1 微摩尔／升。

（2）预示疾病

①增高：常见于维生素 A 过多症、肾功能不全、甲状腺功能减退。

②降低：常见于维生素 A 缺乏症（如夜盲症、干眼病、角膜软化病）、脂类吸收不良等。

3. 维生素 A（VA）耐量试验：单位，微摩尔 / 升（μmol/L）。

（1）正常值

7 ~ 21 微摩尔 / 升。

（2）预示疾病

降低：常见于肝病、肝硬化、维生素 A 吸收不良、消化不良等。

4. 血清维生素 B_6（VB_6）：单位，纳摩尔 / 升（nmol/L）。

（1）正常值

14.6 ~ 72.9 纳摩尔 / 升。

（2）预示疾病

降低：常见于维生素 B_6 缺乏症（如维生素 B_6 摄入不足、吸收障碍，使用抗生素导致肠内菌群失调而合成障碍）、妊娠、发热等。

5. 血清维生素 B_{12}（VB_{12}）：单位，皮摩尔 / 升（pmol/L）。

（1）正常值

70 ~ 590 皮摩尔 / 升。

（2）预示疾病

①降低：常见于未经治疗的维生素 B_{12} 缺乏症，维生素 B_{12} 吸收障碍（如内因子缺乏、小肠病变等）、利用障碍（如肝损害）、需要量增加（如妊娠、恶性肿瘤等）。

②增高：急慢性白血病、肝脏疾病、蛋白质营养不良等。

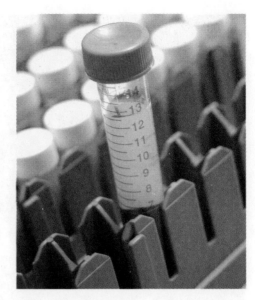

6. 血清维生素 C（VC）：单位，微摩尔 / 升（μmol/L）。

（1）正常值

23 ~ 91 微摩尔 / 升。

（2）预示疾病

降低：常见于维生素 C 缺乏病（坏血病）、血液透析、贫血、妊娠、脂肪泻、酒精中毒、营养吸收障碍、甲状腺功能亢进症等。

7. 血清维生素 E（VE）：单位，微摩尔 / 升（μmol/L）。

（1）正常值

11.6 ~ 46.4 微摩尔 / 升。

（2）预示疾病

①增加：常见于高脂血症、肾炎，孕妇体内的血清维生素 E 也会增加。

②减少：常见于营养吸收不良、红细胞增多症、胆道阻塞、脂肪泻、

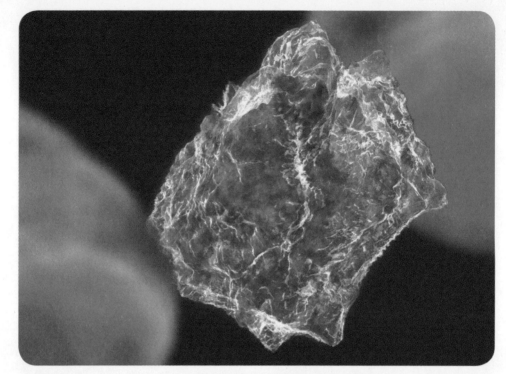

溶血性贫血等。

8.血液维生素 B_1（VB_1）：单位，皮摩尔/升（pmol/L）。

（1）正常值

94 ~ 271 皮摩尔/升。

（2）预示疾病

降低：常见于脚气病。

9.血液维生素 B_2 VB_2：单位，皮摩尔/升（pmol/L）。

（1）正常值

0.27 ~ 1.33 皮摩尔/升。

（2）预示疾病

常见于维生素 B_2 缺乏症（如维生素 B_2 摄入不足、吸收障碍、活性化障碍、肠内细菌合成减少）、舌炎、口角炎、阴囊炎等。

血液氨基酸及非蛋白氮类检查

1.血清天门冬氨酸：单位，微摩尔/升（μmol/L）。

（1）正常值

早产儿：10 微摩尔/升 ± 10 微摩尔/升；新生儿：10 ~ 16 微摩尔/升；1 ~ 3 个月：4 微摩尔/升 ± 2 微摩尔/升；9 个月 ~ 2 岁：0 ~ 9 微摩尔/升；3 ~ 10 岁：0 ~ 20 微摩尔/升；11 ~ 18 岁：0 ~ 14 微摩尔/升；成人：0 ~ 24 微摩尔/升。

（2）预示疾病

增高：可见于慢性肾炎、婴幼儿腹泻。

2. 血清甘氨酸（Gly）：单位，微摩尔/升（μmol/L）。

（1）正常值

早产儿：275 ~ 460 微摩尔/升；224 ~ 514 微摩尔/升；1 ~ 3个月：164±29 微摩尔/升；9个月 ~ 2岁：56 ~ 308 微摩尔/升；3岁：175 ~ 296 微摩尔/升；4 ~ 10岁：117 ~ 223 微摩尔/升；11 ~ 18岁：158 ~ 302 微摩尔/升；成人：120 ~ 554 微摩尔/升。

（2）预示疾病

①增高：常见于败血症、低血糖、I型高氨血症、高甘氨酸血症等。

②降低：常见于痛风、低血糖等。

3. 血清组氨酸（His）：单位，微摩尔/升（μmol/L）。

（1）正常值

1 ~ 3个月：63±10 微摩尔/升；4 ~ 6个月：96 ~ 139 微摩尔/升；7个月 ~ 2岁：24 ~ 112 微摩尔/升；3岁 ~ 10岁：24 ~ 85 微摩尔/升；成人：32 ~ 107 微摩尔/升。

（2）预示疾病

①增高：常见于组氨酸血症。

②降低：常见于类风湿性关节炎等。

4. 血清羟脯氨酸（Pro）：单位，微摩尔/升（μmol/L）。

（1）正常值

6 ~ 18岁：男性0 ~ 50 微摩尔/升，女性0 ~ 44 微摩尔/升；成人：男性0 ~ 42 微摩尔/升，女性0 ~ 32微摩尔/升。

（2）预示疾病

增高：常见于甲状腺功能亢进症、霍奇金病（何杰金病）、高羟脯氨酸血症等。

5. 血清亮氨酸（Leu）：单位，微摩尔/升（μmol/L）。

（1）正常值

1 ~ 3个月：104±30 微摩尔/升；4个月 ~ 2岁：45 ~ 155 微摩尔/升；3 ~ 10岁：56 ~ 178 微摩尔/升；11 ~ 18岁：79 ~ 144 微摩尔/升；成人：75 ~ 175 微摩尔/升。

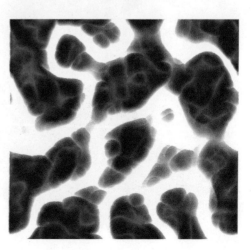

（2）预示疾病

增高：常见于糖尿病、痛风。

6.血清异亮氨酸（Ile）：单位，微摩尔/升（μmol/L）。

（1）正常值

9个月~2岁：26~94微摩尔/升；3~10岁：28~84微摩尔/升；11~18岁：38~95微摩尔/升；成人：37~98微摩尔/升。

（2）预示疾病

①增高：常见于糖尿病、痛风。

②降低：常见于婴儿胃肠炎、慢性肾炎、类癌综合征。

7.血清赖氨酸（Lys）：单位，微摩尔/升（μmol/L）。

（1）正常值

1~3个月：103±33微摩尔/升；

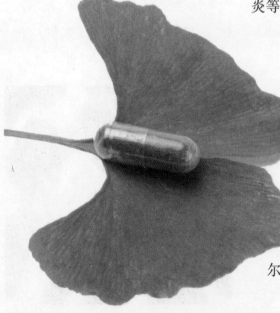

4个月~2岁：45~144微摩尔/升；3~10岁：71~151微摩尔/升；11~18岁：108~233微摩尔/升；成人：83~238微摩尔/升。

（2）预示疾病

①增高：常见于高赖氨酸血症。

②降低：常见于类癌综合征。

8.血清丝氨酸（Ser）：单位，微摩尔/升（μmol/L）。

（1）正常值

1~3个月：114±19微摩尔/升；4个月~2岁：33~128微摩尔/升；3~10岁：79~112微摩尔/升；11~18岁：71~181微摩尔/升；成人：65~193微摩尔/升。

（2）预示疾病

①增高：见于痛风、婴儿胃肠炎等。

②降低：见于糖尿病等。

9.血清苏氨酸（Thr）：单位，微摩尔/升（μmol/L）。

（1）正常值

1~3个月：144±40微摩尔/升；4~6个月：191~384微摩尔/升；3~10岁：42~95微摩尔/升；11~18岁：74~202微摩尔/升；成人：74~234微摩尔/升。

（2）预示疾病

降低：常见于婴儿肠胃炎、糖尿病。

10. 血清缬氨酸（Val）：单位，微摩尔/升（μmol/L）。

（1）正常值

1～3个月：194±49微摩尔/升；9个月～2岁：57～262微摩尔/升；3～10岁：128～383微摩尔/升；11～18岁：156～288微摩尔/升；成人：141～317微摩尔/升。

（2）预示疾病

①增高：常见于高缬氨酸血症、糖尿病。

②降低：见于婴儿胃肠炎、类癌综合征、慢性肾衰、蛋白质营养不良等。

血液蛋白质（Pro）检查

1. 血清总蛋白（TP）：单位，克/升（g/L）。

（1）正常值

双缩脲法：早产儿：36～60克/升；新生儿：46～70克/升；1周：44～76克/升；7个月～1岁：51～73克/升；1～2岁，56～75克/升；成人：60～80克/升；60岁以上老年人可降低约20克。

（2）预示疾病

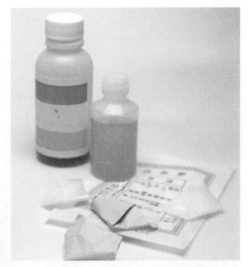

①增高：常见于高度脱水症（如腹泻、呕吐、休克、高热）、多发性骨髓瘤。

②降低：常见于营养及吸收障碍、重症结核、恶性肿瘤、溃疡性结肠炎、肝硬化、肾病综合征、烧伤、失血等。

2. 血清白蛋白（ALB或A）：单位，克/升（g/L）。

（1）正常值

BCG法：35～55克/升。

（2）预示疾病

①增高：常见于严重失水所致血浆浓缩。

②降低：与总蛋白同（特别是肝肾疾病更为明显）。

3. 血清球蛋白（GLB或G）：单位，克/升（g/L）。

（1）正常值

计算法：20～30克/升。

（2）预示疾病

①增高：常见于肝硬化、红斑狼疮、硬皮病、系统性风湿及类风湿性关节炎、结核、骨髓瘤等。

②降低：常见于肾上腺皮质功能亢进、先天性免疫功能缺陷及生理性低球蛋白血症（婴幼儿）。

4.血清蛋白电泳（SPE）：单位，百分比（%）。

（1）正常值

白蛋白（A）60% ~ 70%，
$\alpha 1$ 球蛋白（$\alpha 1$-G）1.7% ~ 5%，
$\alpha 2$ 球蛋白（$\alpha 2$-G）6.7% ~ 12.5%，
β-球蛋白（β-G）8.3% ~ 16.3%，
γ-球蛋白（γ-G）10.7% ~ 20%。

（2）预示疾病

①增高：白蛋白（A）增高见于严重失水，$\alpha 1$-球蛋白（$\alpha 1$-G）增高见于肝癌、肝硬化、肾病综合征、营养不良，$\alpha 2$-球蛋白（$\alpha 2$-G）增高见于肝脓肿、肾病综合征、胆汁性肝硬化、营养不良，β-球蛋白（β-G）增高见于阻塞性黄疸、高脂血症、胆汁性肝硬化，γ-球蛋白（γ-G）增高见于慢性感染、肝硬化、肿瘤、多发性骨髓瘤。

②降低：白蛋白（A）降低见于肝脏、肾脏疾病，$\alpha 1$-、$\alpha 2$-、β-球蛋白降低均见于肝病，γ-球蛋白

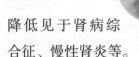

降低见于肾病综合征、慢性肾炎等。

5.血清黏蛋白（SM）：单位，毫克/升（mg/L）。

（1）正常值

改良 Harr 法：20 ~ 40毫克/升。

（2）预示疾病

①增高：常见于急性炎症（如肺炎）、慢性感染（如肺结核）、恶性肿瘤、风湿热及结缔组织病。

②降低：常见于肝脏疾病、肾上腺及垂体功能降低、甲状腺功能减退等。

6.血清肌红蛋白（Mb）：单位，微克/升（μg/L）。

（1）正常值

RIA 法：6 ~ 80微克/升。

（2）预示疾病

增高：见于急性心肌梗死（发病18小时内显著）、多发性肌炎、重症肌无力、进行性肌营养不良。

7. 血清 α1- 微球蛋白（α1-MG）：单位，毫克 / 升（mg/L）。

（1）正常值

RIA 法、EIA 法：10.2 ~ 24.2 毫克 / 升。

（2）预示疾病

①增高：常见于白血病、肝硬化、糖尿病、慢性肾炎等，女性妊娠末期比妊娠初期增高 3 ~ 4 毫克 / 升。

②降低：常见于急性胰腺炎、肝炎及晚期肾小球肾炎。

8. 血清铁蛋白（SF）：单位，微克 / 升（μg/L）。

（1）正常值

RIA 法 或 EIA 法：新生儿：25 ~ 200 微 克 / 升；1 个 月：200 ~ 600 微克 / 升；2 ~ 5 个月：

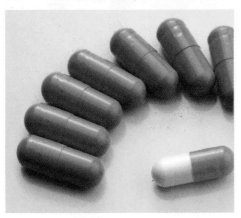

50 ~ 200 微 克 / 升；6 个 月 ~ 15岁：7 ~ 140 微 克 / 升；男性成人：15 ~ 200 微 克 / 升；女 性 成 人：12 ~ 150 微 克 / 升。

（2）预示疾病

①增高：常见于白血病、肺癌、胰腺癌、肝病等。

②降低：常见于缺铁性贫血及大量失血、长期腹泻等。

9. 全血高铁血红蛋白（MctHb）：单位，微摩尔 / 升（μmol/L）。

（1）正常值

9.3 ~ 37.2 微摩尔 / 升。

（2）预示疾病

增高：常见于出血性胰腺炎、各种溶血性疾病及有机磷中毒等。

10. 血清酸溶性蛋白（ASP）：单位，毫克 / 升（mg/L）。

（1）正常值

比色法：男性 1150±250 毫克 / 升，女性 1130±230 毫克 / 升。

（2）预示疾病

①增高：常见于恶性肿瘤、自身免疫性疾病、急性感染等；

②降低：常见于肝病，如急慢性肝炎、肝硬化、肝癌。

11. 血清 C- 反应蛋白：单位，毫克 / 升（mg/L）。

（1）正常值

沉淀法：阴性；环状免疫单向扩散法：小于 10 毫克/升。

（2）预示疾病

阳性：常见于急性风湿病、类风湿性关节炎急性期、病毒性肝炎、结核病活动期、感染及淋巴瘤、乳腺瘤等。

12.血浆纤维蛋白原（FIB 或 FD）：单位，克/升（g/L）。

（1）正常值

2.0 ～ 4.0 克/升。

（2）预示疾病

①增高：常见于感染（如肺炎、胆囊炎等）、脑血栓、心肌梗死、恶性肿瘤、手术及放疗后。

②降低：常见于严重肝病、弥散性血管内凝血（DIC）、大量失血、先天性纤维蛋白原缺乏症。

血脂及心肌酶类检查

1.总胆固醇（TC）：单位，毫摩尔/升（mol/L）。

（1）正常值

男性成人：3.2 ～ 7毫摩尔/升；女性成人：3.2 ～ 6.3毫摩尔/升。

（2）预示疾病

①生理性变化：妊娠 7 ～ 9个月妇女增高45%，40 ～ 50岁妇女增高

10%，绝经期妇女增高 10%，慢性饮酒者增高 10%，富含饱和脂肪酸饮食者增高 6%，吸烟者增高 4%；月经黄体期妇女降低 20%，新生儿降低 50%，素食者降低 5%，B 型血的人较 O 型血的人低 5%。

②病理性变化：增高，见于 II 型高脂蛋白血症、甲状腺功能低下、糖尿病、胰腺炎、类脂性肾病、砷中毒性肝炎、胆道梗阻、动脉硬化、心肌局部缺血等；降低，见于营养不良、甲状腺功能亢进、肝硬化、慢性中毒性肝炎、贫血、低 β – 脂蛋白血症、股骨小头的骨软化病、甲状腺炎等。

2.血清胆固醇酯（CE）：单位，毫摩尔/升（mmol/L）。

（1）正常值

2.34 ～ 3.38 毫摩尔/升，血清胆

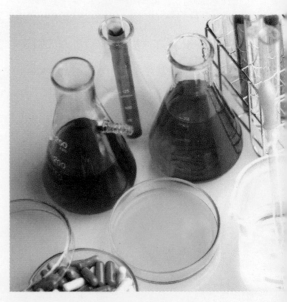

固醇酯（CE）占总胆固醇（TC）含量的 60%～80%。

（2）预示疾病

严重的肝实质性病变时，血清胆固醇酯（CE）占总胆固醇（TC）的比例下降。

3. 血清三酰甘油（TG 或 STG）：单位，毫摩尔 / 升（mmol/L）。

（1）正常值

酶法：低于 1.69 毫摩尔 / 升。

（2）预示疾病

①增高：三酰甘油（TG）高于 2.26 毫摩尔 / 升为增高，高于 5.56 毫摩尔 / 升为严重高三酰甘油血症。常见于动脉粥样硬化、肥胖症、糖尿病、肾病等。

②降低：见于甲状腺功能亢进（亦称甲状腺功能亢进症）、肾上腺皮质功能低下、肝实质性病变、原发性 β 脂蛋白缺乏及吸收不良。

4. 血清高密度脂蛋白 – 胆固醇（HDL-C）：单位，毫摩尔/升（mmol/L）。

（1）正常值

酶法：男性大于 1.03 毫摩尔 / 升，女性大于 1.16 毫摩尔 / 升。

（2）预示疾病

当成年男性血清高密度脂蛋白 –

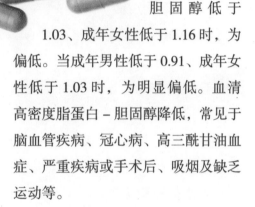

胆固醇低于 1.03、成年女性低于 1.16 时，为偏低。当成年男性低于 0.91、成年女性低于 1.03 时，为明显偏低。血清高密度脂蛋白 – 胆固醇降低，常见于脑血管疾病、冠心病、高三酰甘油血症、严重疾病或手术后、吸烟及缺乏运动等。

5. 血清高密度脂蛋白亚类 – 胆固醇（HDL2-C 及 HDL3-C）：单位，毫摩尔 / 升（mmol/L）。

（1）正常值

血清高密度脂蛋白亚类 – 胆固醇（HDL2-C）：男性 0.53±0.16 毫摩尔 / 升，女性 0.58±0.15 毫摩尔 / 升；血清高密度脂蛋白亚类 – 胆固醇（HDL3-C）：男性 ±0.14 毫摩尔 / 升，女性 0.69±0.12 毫摩尔 / 升。

（2）预示疾病

血清高密度脂蛋白亚类 – 胆固醇

（HDl2-C）下降：见于动脉硬化、心肌梗死、糖尿病、中风等；血清高密度脂蛋白亚类 - 胆固醇（HDL3-C）下降，见于肝功能不良时。

6. 血清磷脂（PL）：单位，克/升（g/L）。

（1）正常值

PLD-COD 酶法：1.45 ～ 2.57 克/升。

（2）预示疾病

①增高：常见于磷脂（PL）合成亢进、高脂血症、阻塞性黄疸及肾病综合征。

②降低：常见于磷脂（PL）合成低下、急性感染、甲状腺功能亢进症及营养障碍。

7. 血清载脂蛋白 Al（apoAl）：单位，克/升（g/L）。

（1）正常值

免疫比浊法：成人小于1.0克/升，

为偏低。

（2）预示疾病

血清载脂蛋白 Al（apoAl）是高密度脂蛋白的主要结构蛋白，它是反映高密度脂蛋白 - 胆固醇（HDL-C）水平的最好指标。

血清载脂蛋白 Al 降低，常见于高脂血症、冠心病及肝实质性病变。

8. 血清载脂蛋白 B（apoB）：单位，克/升（g/L）。

（1）正常值

免疫比浊法：成人为1.0克/升。

（2）预示疾病

血清载脂蛋白 B（apoB）是低密度脂蛋白的结构蛋白，主要代表低密度脂蛋白 - 胆固醇（LDL-C）的水平。成人高于1.0为轻度偏高，高于1.2为明显增高。血清载脂蛋白 B 增高：常见于高脂血症、冠心病及银屑病；血清载脂蛋白 B 降低：常见于肝实质性病变。

9. 血清载脂蛋白 Al/B 比值（apoAl/B）。

（1）正常值

1.0 ～ 2.0。

（2）预示疾病

血清载脂蛋白 Al（apoAl）/血清载脂蛋白 B（apoB）比值，随年龄增长而降低。在患有高脂血症、冠心病

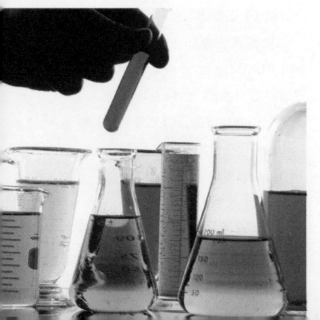

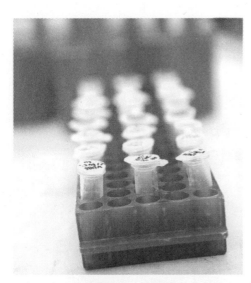

时，比值明显降低，故可作为心血管疾病的诊断指标。

10. 血清总脂（TL）：单位，克/升（g/L）。

（1）正常值

比色法：成人4～7克/升（g/L），儿童3～6克/升。

（2）预示疾病

①增高：常见于动脉粥样硬化、肾病综合征、糖尿病等。

②降低：常见于甲状腺功能亢进症等。

自身抗体检查

1. 抗甲状腺球蛋白抗体（Anti-TgAb）

（1）正常值

间接荧光抗体法及酶免疫吸附试验：阴性。

（2）预示疾病

阳性主要见于桥本甲状腺炎和甲状腺功能亢进症，阳性率为90%～95%。

2. 抗甲状腺微粒体抗体（ATMA）

（1）正常值

免疫荧光法：阴性。

（2）预示疾病

阳性：常见于桥本甲状腺炎（阳性率为90%～100%）、甲状腺功能亢进症（阳性率为80%～90%）；甲状腺肿瘤、单纯性甲状腺炎和亚急性甲状腺炎也有8%～20%的阳性率。

3. 抗精子抗体（ASA）

（1）正常值

精子凝集试验及免疫荧光法：阴性。

（2）预示疾病

阳性：常见于男性不育和女性不孕，阳性率分别为10%、20%。

4. 抗卵子透明带抗体

（1）正常值

免疫荧光法：阴性。

（2）预示疾病

阳性，常见于妇女原发不育症。

5. 胰岛细胞抗体（ICA）

（1）正常值

免疫荧光法为阴性。

（2）预示疾病

新诊断的胰岛素依赖型糖尿病病人，60%～70%病人的血清中胰岛细胞抗体（ICA）为阳性。胰岛细胞抗体出现在糖尿病发病之前，故检测胰岛细胞抗体对糖尿病及胰岛素依赖型糖尿病的早期发现及治疗有重要意义。

6. 抗胃壁细胞抗体（PCA）

（1）正常值

免疫荧光法：等于或小于1∶10（阴性）。

（2）预示疾病

阳性：常见于恶性贫血、慢性低色素性贫血、单纯萎缩性胃炎及胃癌。

7. 抗骨骼肌抗体

（1）正常值

免疫荧光法：阴性。

（2）预示疾病

阳性：见于重症肌无力和胸腺瘤病人等，阳

性率为30%～50%。

8. 抗心肌抗体（AMA）

（1）正常值

免疫荧光法：等于或小于1∶5（阴性）。

（2）预示疾病

阳性：见于急性风湿热、心肌梗死、病毒性心肌炎、心力衰竭等。

9. 内因子抗体（IFA）

（1）正常值

竞争法检测Ⅰ型内因子抗体（IFA）为阴性，饱和硫酸铵沉淀法检测Ⅱ型内因子抗体为阴性。

（2）预示疾病

内因子抗体（LFA）阳性，主要见于恶性贫血。内因子抗体Ⅰ型阳性检出率为32.8%～70.1%，Ⅱ型为11.5%～42.9%，两型内因子抗体同时阳性检出率为24.0%～34.0%。

恶性贫血病人，内因子抗体Ⅰ型效价为221单位左右，Ⅱ型为53单位左右。

10. 抗线粒体抗体（AMA）

（1）正常值

免疫荧光法：等于或小于 1 ∶ 5（阴性）。

（2）预示疾病

阳性：常见于原发性胆汁性肝硬化、慢性肝炎活动期，阳性率可达90%以上；肝硬化阳性率为30%左右。

肿瘤标志物检查

1. 欧立希醛试剂反应：单位，单位（U）。

（1）正常值

12.5±1.6 单位。

（2）预示疾病

恶性肿瘤 26.0±6.4 单位，其阳性率为94%。

2. 胃液茚三酮反应

（1）正常值

阴性。

（2）预示疾病

胃癌的阳性率为87.5%，对照的阴性率为91.8%。

3. 胃液癌组织癌胚抗原：单位，微克/升（μg/L）。

（1）正常值

胃液中含量为 148.81±113.23 微克/升，胃组织中的含量为 0.25±0.14

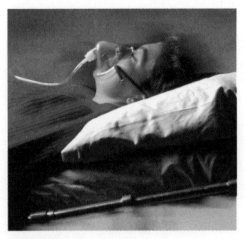

微克/升。

（2）预示疾病

患胃癌时，此值显著增高；患萎缩性胃炎伴有肠上皮化生和不典型增生时，此值可增高。

4. 胃液胃癌相关抗原

（1）正常值

阴性。

（2）预示疾病

胃癌患者阳性符合率为 80 % ～ 84 %，非胃癌者有6.2% ～ 11.2%的假阳性。

5. 癌胚抗原（CEA）：单位，微克/升（μg/L）。

（1）正常值

酶联免疫吸附试验（ELISA），小于5微克/升。

（2）预示疾病

癌胚抗原（CEA）常用于筛选肿瘤实验中：患胃癌、结肠癌、肺癌、胆管癌时，癌胚抗原明显增高；肺癌时，胸水中的癌胚抗原往往高于血清；患硬化性胆管炎时，亦可见癌胚抗原增高；吸烟者血清中的癌胚抗原略高于健康人。

6. 甲胎蛋白（AFP 或 α–FP）：单位，微克 / 升（μg/L）。

（1）正常值

反向间接血凝法、对流免疫电泳法甲胎蛋白：为阴性；放射火箭免疫电泳法（自显影法）及 ELISA 法：低于 25 微克 / 升；放射免疫分析法（RIA）：低于 20 微克 / 升。

（2）预示疾病

原发性肝癌患者，80% 的病人血清中甲胎蛋白增高；胃癌、胰腺癌、结肠癌、胆管细胞癌等也可引起甲胎蛋白增高，但肝转移癌时却极少增高；妊娠妇女，12 ~ 14 周时，血清中甲胎蛋白开始增高，32 ~ 34 周达高峰，以后则下降；异常妊娠，如胎儿有脊柱裂、无脑儿、脑积水、十二指肠和食管闭锁、肾变性、胎儿宫内窒息、先兆流产和双胎等，也会引起母体血清中和羊水中甲胎蛋白增高。

7. α2– 糖蛋白（α2–GP）

（1）正常值

双向琼脂扩散法：阴性。

（2）预示疾病

胃癌患者可为阳性，阳性检出率为 78% ~ 83%。

8. 糖抗原 –72–4（CA–72–4）：单位，单位 / 升（U/L）。

（1）正常值

低于 6000 单位 / 升。

（2）预示疾病

患消化道肿瘤，尤其是胃癌时，可增高。

9. 胚胎硫糖蛋白抗原（FSA）

（1）正常值

阴性。

（2）预示疾病

胃癌患者胃液中胚胎硫糖蛋白抗原（FSA）阳性率达 96%，但消化性溃疡患者胃液胚胎硫糖蛋白抗原阳性率也达 14%，表明胚胎硫糖蛋白抗原对胃癌的诊断缺乏特异性。

10. 鳞癌相关抗原（SCC）：单位，微克 / 升（μg/L）。

（1）正常值

EIA 法：低于 2.6 微克 / 升。

（2）预示疾病

食管癌病人的血清中鳞癌相关抗原（SCC）明显增高，其中 I 期增高者为 30%，III 期增高者为 89%；患鳞状上皮肿瘤，如肺癌、卵巢癌、子宫内膜癌、宫颈癌及口腔肿瘤等病时，也可见鳞癌相关抗原增高。

急重症严重威胁着人类健康，关乎生命存续与否。为此，我们有必要对这些急重症发病之前的病理表现和警信进行归纳和介绍，及早发现这些信号并采取有效措施，以极大缓解病情的进一步发展和恶化，甚至可以挽救一个人的生命。

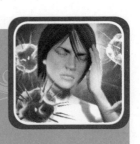

急重症警信

呼吸困难

呼吸困难是指呼吸、喘气费力，甚则鼻翼翕动、出现紫绀、张口耸肩，并伴有呼吸频率、节律、深度的异常。

症状表现

1. 脓痰、咳嗽：见于慢性支气管炎、阻塞性肺气肿并感染、肺脓肿，大量泡沫痰见于急性左心衰竭。

2. 伴有发热：常见于肺炎、肺脓肿、肺结核、肺膜炎、脑炎、脑膜炎等。

3. 胸痛：见于胸膜炎、大叶性肺炎、自发性气胸、肺癌、肺梗死、急性心肌梗死等。

4. 昏迷：见于脑膜炎、脑血管疾病、休克型肺炎、糖尿病酮症酸中毒、尿毒症、肺性脑病、急性中毒等。

5. 突发性严重呼吸困难：见于急性喉水肿、自发性气胸、气管异物、大面积肺栓塞等。

6. 哮鸣音：见于支气管哮喘、喘息性支气管炎、心源性哮喘。

7. 咯血：见于肺癌、肺结核、急性左心衰竭等。

致病原因

1. 心脏疾病：见于各种原因所致的心衰。

2. 血液病：如重度贫血、高铁血红蛋白血症等。

3. 神经精神疾病：如脑外伤、脑出血、脑肿瘤、脑炎、脑膜炎等导致的呼吸中枢功能障碍、癔症等。

4. 呼吸系统疾病

（1）胸廓疾病：如胸廓畸形、外伤、肋骨骨折、气胸、胸腔积液等。

（3）膈肌运动障碍：常见于膈肌麻痹、大量腹水、腹腔巨大肿瘤、胃扩张、高度鼓肠、妊娠末期等。

（3）肺脏疾病：常见于肺炎、肺脓肿、肺瘀血、肺水肿、肺纤维化、肺不张、肺栓塞、肺癌等。

（4）气道阻塞：见于支气管哮喘、喘息性支气管炎、阻塞性肺气肿、肿瘤或异特梗阻等。

（5）神经肌肉疾病：如急性多发性神经根神经炎、重症肌无力等。

5. 中毒：如吗啡、巴比妥类、一氧化碳、亚硝酸盐中毒，以及尿毒症、糖尿病酮症酸中毒等。

头　痛

头痛是比较常见的症状，几乎任何人都有过头痛的经历，但临床上列为疾病的头痛通常是指额、顶、颞、枕部的疼痛。

● 症状表现

1. 视力障碍：脑瘤、青光眼。

2. 头晕：小脑肿瘤、椎—基底动脉供血不足、高血压等。

3. 呕吐：颅内压增高、偏头痛。

4. 发热：全身性或颅内感染性疾病。

5. 慢性进行性头痛伴有精神症状：脑肿瘤。

6. 癫痫：脑内寄生虫病、脑肿瘤、脑血管疾病。

7. 神经功能紊乱症状：神经功能性头痛。

● 致病原因

1. 颅内病变

（1）血管病变：急性脑血管疾病、高血压脑病、脑血管畸形等。

（2）感染：脑炎、脑膜炎、脑脓肿等。

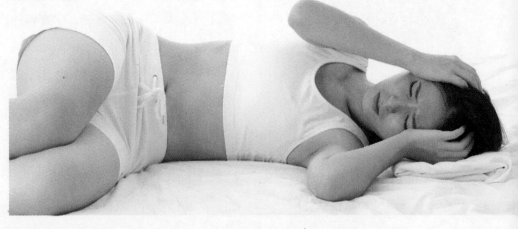

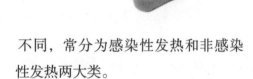

（3）其他疾病：偏头痛、丛集性头痛、头痛型癫痫等。

（4）颅脑外伤：脑震荡、脑挫裂伤、颅内血肿、硬膜下血肿、脑外伤后遗症。

（5）占位性病变：脑肿瘤、颅内囊虫病或包虫病等。

2. 全身性疾病

（1）心血管疾病：如高血压、心力衰竭。

（2）急性感染等发热性疾病。

（3）其他疾病：如尿毒症、贫血、肺性脑病、系统性红斑狼疮、月经期头痛、中暑等。

（4）中毒性疾病：如酒精、一氧化碳、有机磷、铅、药物中毒。

3. 颅外病变

（1）颈部疾病：如颈椎病。

（2）颅骨疾病：如颅骨肿瘤。

（3）眼、耳、鼻、牙疾病。

（4）三叉神经病。

4. 神经官能症：如神经衰弱、更年期综合征、癔症性头痛。

发　热

当人体温度超过正常值 36.7℃ 时即为发热。根据致热源的性质和来源不同，常分为感染性发热和非感染性发热两大类。

症状表现

1. 寒战：常见于败血症、急性胆囊炎、急性肾盂肾炎、大叶性肺炎、流行性脑脊髓膜炎、钩端螺旋体病、疟疾、药物热、急性溶血或输血反应等。

2. 单纯疱疹：常见于流行性感冒、大叶性肺炎、流行性脑脊髓膜炎、间日疟等。

3. 昏迷：先发热后昏迷，见于流行性乙型脑炎、流行性脑脊髓膜炎、斑疹、伤寒、中毒性菌痢、中暑；先昏迷后发热，见于脑出血、巴比妥类中毒等。

4. 皮肤黏膜出血

（1）血液病：如急性白血病、严重型再生障碍性贫血、恶性组织细胞增生症等。

（2）常见于重症感染及急性传染病：如流行性出血热、病毒性肝炎、斑疹伤寒、败血症等。

5. 淋巴结肿大：见于局灶性化脓性感染、传染性单核细胞增多症、风疹、淋巴结核、白血病、转移癌、淋巴瘤、丝虫病等。

6. 关节肿痛：常见于风湿热、结缔组织病、败血症、布氏菌病、猩红热、痛风等。

7. 结膜充血：常见于麻疹、斑疹伤寒、流行性出血热、钩端螺旋体病等。

8. 肝脾肿大：常见于肝胆感染、病毒性肝炎、传染性单核细胞增多症、疟疾、白血病、黑热病、淋巴瘤、血

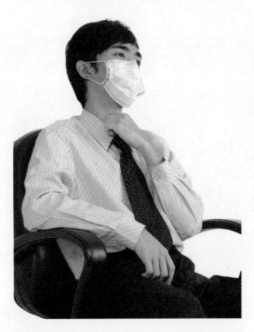

吸虫病、结缔组织病。

9. 皮疹：常见于麻疹、猩红热、水痘、斑疹伤寒、风疹、风湿热、结缔组织病、药物热等。

致病原因

1. 感染性发热：见于局限性或全身性各种病原体感染，如细菌、病毒、肺炎支原体、立克次体、螺旋体、真菌及寄生虫等感染。

2. 非感染性发热

（1）变态反应：如血清病、风湿热、药物热、结缔组织病及某些恶性肿瘤。

（2）自主神经功能紊乱：如夏季低热，精神紧张或剧烈运动后低热，月经前及妊娠初期的低热等。

（3）无菌性坏死组织吸收：化学、物理因素或机械性损伤，如大面积烧伤、内出血、创伤或大手术后的组织损伤；组织坏死或细胞坏死，如白血病、恶性肿瘤、急性溶血反应等；血管栓塞或血栓形成，如心、脑、肺等器官的血管梗死或脉管炎所致肢体坏死等。

（4）内分泌与代谢疾病：如甲状腺功能亢进。

（5）体温调节中枢功能失常：见于中暑、脑震荡、重度安眠药中毒、

脑血管疾病等。

（6）其他疾病引起的发热：如心力衰竭、广泛性皮炎、鱼鳞病等皮肤疾病。

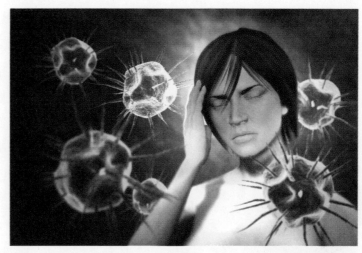

胸　痛

胸痛是指胸部区域的疼痛，也是较常见的一种病痛。

症状表现

1. 咳嗽、咯血：见于肺结核、肺炎、肺癌。

2. 胸闷：见于心肌梗死、心绞痛、心肌病等。

3. 呼吸困难：见于大叶性肺炎、自发性气胸、肺梗死、渗出性胸膜炎、过度换气综合征等。

致病原因

1. 心血管疾病：如急性心肌梗死、胸主动脉瘤、心肌病、心绞痛、急性心包炎、心脏神经官能症等。

2. 胸壁疾病：见于带状疱疹、流行性肌炎、肋骨骨折、肋软骨炎、肋间神经炎、白血病、多发性骨髓瘤。

3. 纵隔疾病：如纵隔脓肿、纵隔肿瘤。

4. 呼吸系统疾病：如胸膜炎、胸膜肿瘤、支气管炎、自发性气胸、肺炎、肺癌、肺梗死。

5. 其他疾病：如食管炎、食管癌、食道裂孔疝、肝脓肿、膈下脓肿、脾梗死等。

腹　痛

由腹部、胸部、全身性疾病引起的腹部疼痛，一般分急性腹痛和慢性腹痛。

症状表现

1. 发热：见于腹腔内急慢性炎症、肿瘤、结缔组织病、胸膜炎、肺炎等。

2. 休克：见于胃肠穿孔、腹腔脏

器破裂、绞窄性肠梗阻、肠扭转、急性出血性坏死性胰腺炎、心肌梗死。

3.血尿：见于泌尿系统结石、肿瘤等。

4.黄疸：见于肝、胆、胰腺病变及急性溶血性贫血。

5.腹泻：见于肠道急慢性炎症、吸收不良、慢性肝脏疾病、慢性胰腺炎。

6.呕吐：胃炎、胃肠梗阻、胆囊炎、食道癌、胃肿瘤。

7.消化道出血：柏油样便或呕血，见于上消化道出血，如消化性溃疡、胃癌、肝癌致食道静脉曲张破裂；鲜血便，见于下消化道出血，如慢性溃疡性结肠炎、克隆病、肠结核、结肠癌等。

◆ 致病原因

1.慢性腹痛

（1）慢性炎症：如反流性食管炎、慢性胃炎、慢性胆囊炎、慢性溃疡性结肠炎、慢性胰腺炎、克隆病。

（2）胃及十二指肠溃疡。

（3）慢性胃扭转、肠扭转。

（4）包膜张力增加：见于肝炎、肝瘀血。

（5）腹腔内肿瘤。

（6）中毒及代谢障碍：如铅中毒、尿毒症。

（7）胃肠神经功能紊乱：如胃神经官能症、肠易激综合征等。

2.急性腹痛

（1）腹腔器官急性炎症：如急性胃、肠、胰腺、胆囊炎，急性出血性坏死性肠炎。

（2）腹膜炎症。

（3）空腔脏器阻塞、扩张：见于肠梗阻、胆道结石、胆道蛔虫病、泌尿系统结石。

（4）胸部疾病：如肺炎、肺梗死、心肌梗死、心绞痛、急性心包炎、胸膜炎。

（5）腹腔内血管阻塞：见于缺血性肠病、夹层腹主动脉瘤。

（6）脏器扭转、破裂：见于肠绞窄、肠扭转、肠系膜或大网膜扭转、卵巢扭转、肝脾破裂、异位妊娠破裂等。

（7）腹壁疾病：如腹壁挫伤、腹壁脓肿、带状疱疹。

（8）全身性疾病：如腹型过敏性紫癜、尿毒症、铅中毒等。

心 悸

心悸是一种自觉心脏跳动的不适感或心慌感，心律失常、心率加快时都可有心悸感。

症状表现

1. 发热：见于风湿热、心包炎、心肌炎、感染性心内膜炎等。

2. 心前区痛：见于冠心病、心肌炎、心肌病、心包炎、心脏神经官能症。

3. 消瘦、出汗：常见于甲状腺功能亢进。

4. 晕厥或抽搐：常见于高度房室传导阻滞、心室颤动、病态窦房结综合征、阵发性室性心动过速等。

5. 神经紊乱症状：见于心脏神经官能症。

6. 贫血：见于各种原因的急性失血。

致病原因

1. 心律失常：常见于窦性心动过速或过缓、阵发性室上性或高度房室传导阻滞、室性心动过速、房性或室性早搏、心房纤颤等。

2. 心率加快：常见于发热、甲状腺功能亢进、低血糖症、贫血，以及肾上腺素、麻黄素、阿托品、咖啡因、甲状腺素片等药物影响，饮用浓茶、酒、咖啡后也可使心率加快，从而感到心悸。

呕 吐

呕吐是机体的保护性反应，频繁剧烈的呕吐可引起水、电解质紊乱及营养障碍。

症状表现

1. 眩晕：见于前庭病变、椎—基

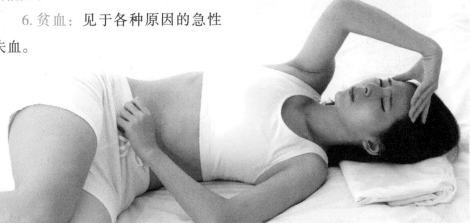

底动脉供血不足。

2.呕吐隔宿食物或呕吐物有粪臭味：常见于幽门、肠梗阻。

3.头痛、喷射状呕吐：见于中枢神经系统疾病致颅高压、青光眼。

4.腹痛、发热、黄疸：见于急性肝炎、胆囊炎、胆石症。

5.腹泻：见于急性胃肠炎、霍乱、副霍乱、食物中毒及其他急性中毒。

6.停经：见于早期妊娠。

致病原因

1.中枢性呕吐

（1）中枢神经系统疾病：如脑膜炎、脑血管疾病、脑炎、脑外伤及椎—基底动脉供血不足。

（2）其他：如低钠血症、尿毒症、酮症酸中毒等。

（3）药物及化学毒物的影响：如洋地黄、抗生素、有机磷、抗癌药等。

2.反射性呕吐

（1）其他疾病：如泌尿系统结石、心力衰竭、急性心肌梗死、青光眼、急性传染病等。

（2）消化系统疾病：如口咽刺激、幽门梗阻、急性胃肠炎、急性肝炎、肠梗阻、胆囊炎、胆囊结石、胰腺炎、食道癌、食道裂孔疝、胃癌、急性腹膜炎等。

（3）神经官能性呕吐：常见于胃神经官能症、癔症。

（4）前庭性呕吐：常见于梅尼埃病、迷路炎、晕动病等。

腹　泻

腹泻是指排便次数增多，粪便稀薄或伴有脓血、黏液、未消化的食物。

症状表现

1.里急后重：见于急性痢疾、直肠癌。

2.发热：见于急性细菌性痢疾、急性肠炎、副伤寒、伤寒、肠结核、结肠癌等。

3.腹部包块：见于肠肿瘤、结核等。

4.消瘦：见于胃肠道恶性肿瘤、吸收不良综合征。

5.皮疹：见于副伤寒、伤寒、过敏性紫癜。

6.关节痛：见于非特异性溃疡性结肠炎、系统性红斑狼疮等。

7.严重失水：见于霍乱等。

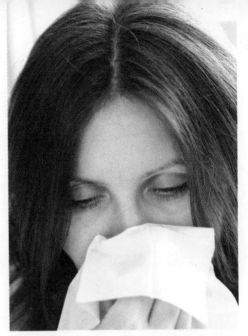

● 致病原因

1.慢性腹泻

（1）肝、胆、胰腺病变：如肝硬化、慢性胆囊炎、慢性胰腺炎、胰腺癌等。

（2）肠道感染：如肠结核、慢性细菌性痢疾、阿米巴痢疾、血吸虫病等。

（3）神经功能紊乱：如神经功能性腹泻、肠易激综合征。

（4）胃部疾病：如慢性萎缩性胃炎致胃酸缺乏。

（5）肠道其他疾病：如肠道肿瘤、息肉、慢性非特异性溃疡性结肠炎、吸收不良综合征。

（6）内分泌及代谢性疾病：如甲状腺功能亢进、糖尿病性肠炎。

（7）其他：如尿毒症、系统性红斑狼疮、药物副作用等。

2.急性腹泻

（1）急性中毒：如有机磷中毒、食物中毒。

（2）全身性感染：如败血症、副伤寒、伤寒、钩端螺旋体病。

（3）肠道疾病：如各种病原体感染所致肠炎、急性出血性坏死性肠炎、克隆病等。

（4）其他：如过敏性紫癜、尿毒症、甲状腺功能亢进、药物副作用等。

咯 血

咯血是呼吸道出血经口腔排出者，多为鲜红色血。

● 症状表现

1.发热：多见于肺结核、肺炎、

肺脓肿、流行性出血热、肺梗死。

2. 皮肤黏膜出血：多见于血液病、流行性出血热、肺出血型钩端螺旋体病、风湿病等。

3. 胸痛：多见于大叶性肺炎、肺结核、肺癌、肺梗死。

4. 呛咳：多见于支气管肺癌。

5. 脓痰：多见于支气管扩张症、肺脓肿等。

致病原因

1. 心血管疾病：见于二尖瓣狭窄、急性肺水肿、肺瘀血、肺梗死、房间膈缺损、动脉导管未闭等。

2. 呼吸道疾病：常见于支气管扩张、支气管内膜结核、肺结核、肺癌。亦可见于肺瘀血、肺炎、肺梗死、肺脓肿等。

3. 其他：如血液病、肺出血型钩

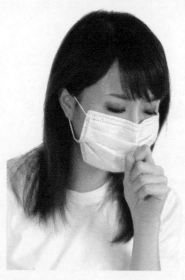

端螺旋体病，急性传染病，如流行性出血热等。

咳嗽与咯痰

咳嗽是清除呼吸道内的分泌物和进入气管内的异物的保护性反射动作，长期、频繁咳嗽则为病理现象。

症状表现

1. 脓痰：多见于支气管扩张症、肺脓肿等。

2. 胸痛：多见于肺炎、肺癌、胸膜炎、自发性气胸等。

3. 发热：多见于呼吸道感染、肺结核、胸膜炎。

4. 呼吸困难：多见于喉水肿、气道肿瘤、慢性阻塞性肺病、肺炎、肺水肿、肺结核、自发性气胸、胸腔积液等。

5. 杵状指：多见于支气管扩张症、脓胸、肺脓肿、支气管肺病。

6. 咯血：多见于肺癌、肺结核、支气管扩张症等。

7. 哮鸣音：多见于支气管哮喘、心源性哮喘、喘息性支气管炎。

致病原因

1. 中枢神经疾病：如脑炎、脑膜

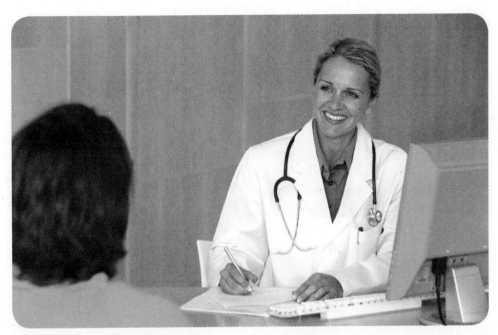

炎等影响到延髓咳嗽中枢。

2.胸膜疾病：如自发性气胸、胸膜炎。

3.呼吸道疾病：如喉、咽、支气管、气管、肺的炎症，刺激性气体及异物吸入，出血、结核、肿瘤等。

4.心血管疾病：如左心衰竭所致的肺水肿、肺瘀血、肺梗死。

水 肿

水肿是组织间隙液体过多使组织肿胀，分全身性和局部性水肿及体腔内积水。

症状表现

1.肝、蜘蛛痣、脾肿大、肝掌：

多见于肝硬化、肝癌。

2.明显蛋白尿：多见于肾炎、肾病综合征。

3.颈静脉怒张、肝肿大：多见于右心衰竭。

4.呼吸困难：多见于右心衰竭、上腔静脉阻塞综合征。

5.黏液腺水肿、面具脸：多见于甲状腺功能减退。

致病原因

1.局部性水肿

常见于血栓性静脉炎、肢体静脉血栓形成、老年人静脉瓣功能不全、上腔静脉阻塞综合征、下腔静脉阻塞综合征、丝虫病、过敏等所致静脉、淋巴回流受阻及毛细血管

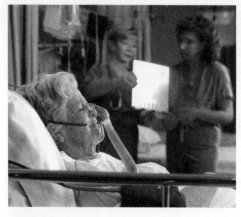

通透性增加。

2.全身性水肿

（1）心源性水肿：多见于右心衰竭，甚则有胸水、腹水。

（2）营养不良性水肿：常见于慢性消耗性疾病、维生素B1缺乏症、贫血等。

（3）肝源性水肿：常见于肝癌、肝硬化。

（4）肾源性水肿：见于各型肾炎、高血压肾病、肾病综合征、糖尿病肾病等。

（5）其他疾病：如甲状腺功能减退所致黏液腺水肿、原因不明的特发性水肿、经前期水肿等。

血　尿

血尿是指尿呈血色，在显微镜下可观察到每高倍视野有红细胞3个以上。

症状表现

1.皮肤黏膜出血：多见于感染性疾病、血液病、传染性疾病。

2.肾绞痛：见于泌尿系统结石。

3.肾肿大：多见于囊肾、肾癌。

4.尿路刺激症状、腹痛、发热：见于泌尿系统感染。

5.水肿：多见于肾炎、高血压肾病、糖尿病肾病。

6.结核中毒症状：多见于泌尿系统结核。

7.乳糜血尿：多见于丝虫病。

8.排尿困难：多见于前列腺肥大、结石等。

致病原因

1.原因未明的特发性血尿。

2.泌尿系统疾病：常见的有泌尿系统结石、结核、肿瘤。其他疾病有肾炎、泌尿系统感染、血管畸形等。

3.结缔组织疾病：如系统性红斑狼疮、结节性多动脉炎。

4.血液病。

5.心血管疾病：如充血性心力衰竭、细菌性心内膜炎、高血压性肾病。

6.药物及化学因素的毒副作用。

7.过敏：如肾紫癜、肾过敏反应。

8.内分泌、代谢性疾病：如糖尿病肾病、痛风。

9. 尿路邻近器官病变：如急性阑尾炎、输卵管炎、前列腺炎、盆腔炎、癌肿浸润。

10. 传染病及感染性疾病：如流行性出血热、猩红热、丝虫病、钩端螺旋体病、败血症等。

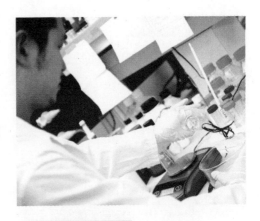

眩 晕

眩晕是自身或周围境物有摇动、旋转感觉。

症状表现

1. 耳鸣、听力下降：多见于前庭器官疾病、听神经瘤。

2. 恶心、呕吐：多见于晕动病、梅尼埃病、椎基底动脉供血不足等。

3. 共济失调：多见于小脑、脑干病变等。

4. 眼球震颤：多见于脑干病变、梅尼埃病。

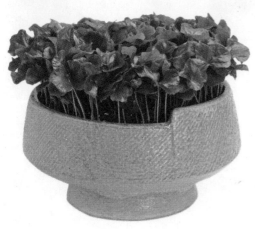

致病原因

1. 眼源性眩晕：多见于眼肌麻痹、屈光不正。

2. 周围性眩晕：常见于美尼尔氏综合征、前庭神经元炎、迷路炎、氨基甙类药物中毒、晕动病、位置性眩晕。

3. 中枢性眩晕：常见于各种脑血管疾病、颅内感染、颅内肿瘤、颅内脱髓鞘疾病及变性疾病，如多发性硬化、延髓空洞症、癫痫。

4. 全身性疾病及其他：如高血压、低血压、阵发性心动过速、心动过缓、严重贫血、房室传导阻滞、真性红细胞增多症、尿毒症、自主神经功能紊乱、头部及颈部损伤等。

昏 迷

昏迷是严重意识丧失，但生命体征存在的意识障碍。

症状表现

1. 发热：多见于重症感染、颅内感染。

2. 瞳孔缩小：多见于巴比妥类、吗啡、有机磷中毒。

3. 呼吸缓慢：多见于颅内高压、某些药物中毒（如巴比妥类药物）等。

4. 神经症状、多见于体征：如脑血管疾病。

5. 瞳孔散大：多见于酒精、阿托品、氰化物中毒、癫痫。

6. 心动过缓：多见于房室传导阻滞、颅内高压、吗啡中毒等。

致病原因

1. 心血管疾病：如休克、阿－斯综合征。

2. 急性重症感染：如败血症、肺炎、中毒性菌痢、伤寒等。

3. 水、电解质紊乱：如稀释性低钠血症等。

4. 颅内病变：多见于脑血管疾病、颅内感染、占位性病变、颅脑损伤及癫痫。

5. 内分泌、代谢性疾病：如肝性脑病、尿毒症、肺性脑病、糖尿病高渗性昏迷、糖尿病酮症酸中毒、甲状腺危象、低血糖等。

6. 中毒：如有机磷、酒精、氢化物、安眠药、一氧化碳、吗啡等中毒。

7. 其他触电、中暑、高山病等。

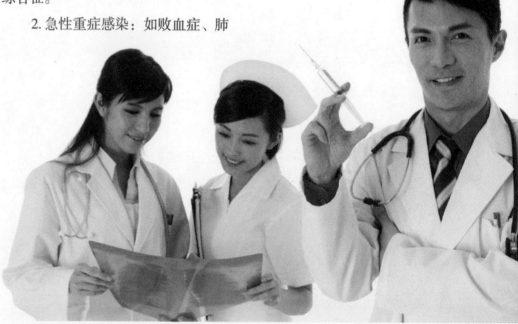

惊　厥

惊厥是大脑皮层功能紊乱引起的一种运动障碍。主要表现为突发、短期、不随意地肌肉抽动，常伴有一时性知觉丧失，有时发作后昏迷。婴幼儿的中枢神经系统尚未发育成熟，易发生惊厥。

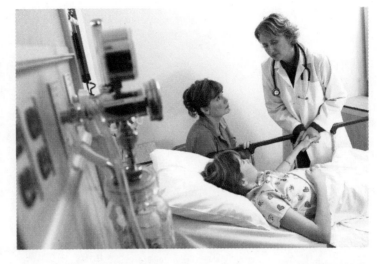

症状表现

1. 惊厥不合并发热

（1）屡次惊厥发作，抽搐后即进入昏睡状态，多为癫痫发作。发作后无大小便失禁、无昏睡现象者，多为癔症发作。低血糖也可出现惊厥。

（2）如有呕吐、头痛，过去有肾炎病史，并发惊厥者，应考虑是否为尿毒症。如系妊娠后期发生上述症状，多为子痫。局限性抽搐，伴有头痛或视神经乳头水肿者，应考虑是否患有脑瘤。

（3）有中毒史者，应考虑中毒所致惊厥。

（4）新生儿有产伤史，并出现惊厥者，多为新生儿颅内出血。2岁以下人工喂养小儿，有佝偻病症状与体征，多为缺钙引起的婴儿手足搐搦症。

2. 惊厥合并发热

（1）起病急，伴有咳嗽、气促，肺部可闻湿性啰音，应查是否患有中毒性肺炎。惊厥伴有脓血便或经冷盐水灌肠后，洗出液镜检发现有脓球及吞噬细胞者，则为中毒性痢疾。有狂犬咬伤史、恐水、畏光、怕风、烦躁不安、精神失常者为患有狂犬病。有外伤史2～21天者，出现惊厥、苦笑和牙关紧闭时，应考虑是否患有破伤风。6个月～3岁的小儿发生高热时，常易发生高热惊厥。

（2）夏秋季，对急起呕吐、头痛、伴有颈项强直等脑膜刺激征者应高度怀疑可能患有乙型脑炎。在冬春季多发生流行脑膜炎，也可出现上述症状。

起病缓慢，低热 1～3 周，有上述表现同时检查出有原发结核灶者，则多为结核性脑膜炎。

致病原因

1.感染：如脑炎、结核性脑膜炎、流行性脑膜炎、中毒性肺炎、小儿高热惊厥、中毒性痢疾、狂犬病、破伤风等。

2.中毒：如一氧化碳、铅、白果、莨菪碱等中毒。

3.新陈代谢障碍：如尿毒症、酸中毒、血糖过低症、婴儿手足搐搦症等。

4.神经（非感染性）、精神疾病：如癫痫、脑血伤、新生儿颅内出血、癔症、脑瘤、脑寄生虫病等。

5.其他：如百日咳脑病、高血压脑病、窒息、子痫和心律失常等所致的脑组织缺氧。

腰　痛

腰痛是常见症状之一，许多疾病均能引起腰痛，须综合分析，认真检查原因，才能进行特异性的合理治疗。

症状表现

局部压痛，压痛部位一般与病变部位一致。脊椎病变大多有束突压痛；腰椎间盘突出症，在突出部位的上下棘突旁有压痛，抬高双腿可诱发疼痛；脊椎结核、肿瘤等除有局部压痛外，也可出现纵轴压痛；肌纤维组织炎压痛较广泛，发于腰背部位，急性扭伤时，椎旁肌痉挛且有压痛；腰痛主要出现在两侧骶髂关节，同时腰椎活动受限，有僵直现象且两侧腰肌紧张者，在青壮年多数是由脊椎类风湿病变引起。

致病原因

1.姿势不正引起肌肉等软组织的慢性劳损。

2.腰背部软组织病变：如扭伤、肌纤维软组织炎等。

3.神经系统病变：如马尾肿瘤和累及或压迫神经的病变。

4.妇科疾患：如生殖器的炎症、

肿瘤等。

5.脊柱和柱关节病变：如腰椎间盘突出症、腰椎损伤（骨折脱位）、腰椎或骶椎髂关节结核、腰椎或骶髂关节类风湿性病变、老年性骨质疏松、腰骶椎先天性发育异常、脊柱原发性或继发性肿瘤和增殖性脊椎炎等。

6.泌尿系统病变：如肾盂肾炎、肾或输尿管结石、肾结核、肾周围脓肿、肾下垂、慢性前列腺炎等。

关 节 痛

从事重体力劳动或长时间保持一种工作姿势的人经常会出现关节痛。

症状表现

1.双侧关节痛，有感冒病史，常伴游走性，多见于风湿性或类风湿性

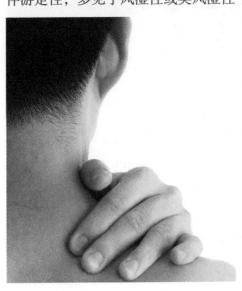

关节炎。伴有关节僵直者多为类风湿性关节炎。

2.必要的关节部位进行 X 线检查，对鉴别损伤及关节炎的类型有重要意义。

3.关节有红肿、热痛及功能障碍，有压痛、波动感，应考虑可能患有化脓性关节炎。有寒性窦道，非结核性用药久治不愈，应考虑可能患有关节结核。

致病原因

多见于类风湿性、风湿性、化脓性关节炎。另外一些关节韧带的损伤、关节面的骨折、关节部位的肿瘤，也可引起关节痛。

黄 疸

黄疸是指黏膜、巩膜、皮肤及体液发黄的现象。

症状表现

1.腹水：常见于肝硬化、肝癌等。

2.肝肿大：多见于肝炎、肝癌、肝硬化、胆道阻塞。

3.胆囊肿大：多见于胰头癌、胆总管癌、壶腹癌。

4.上腹剧痛：多见于胆道结石、

胆道蛔虫病、肝脓肿。持续右上腹胀痛见于病毒性肝炎、肝癌等。

5.消化道出血：多见于重症肝炎、肝硬化、肝癌等。

6.发热：多见于急性胆管炎、钩端螺旋体病、肝脓肿、败血症、病毒性肝炎、急性溶血等。

7.脾肿大：多见于病毒性肝炎、钩端螺旋体病、胆汁性肝硬化、疟疾、淋巴瘤、败血症、溶血性贫血等。

◆ 致病原因

1.肝细胞性黄疸：多见于病毒性肝炎、肝硬化、肝癌、败血症、钩端螺旋体病等肝细胞广泛受损的疾病。

2.溶血性黄疸：先天性溶血性贫血，如海洋性贫血、遗传性球形红细胞增多症；后天获得性溶血性贫血，如自身免疫性溶血性贫血、新生儿溶血、不同血型输血、蚕豆病、蛇毒及阵发性睡眠性血红蛋白尿引起的溶血。

3.胆汁瘀积性黄疸：常见于癌栓、肝内结石、寄生虫病、原发性胆汁性肝硬化、胆总管结石、蛔虫、肿瘤及炎症水肿。

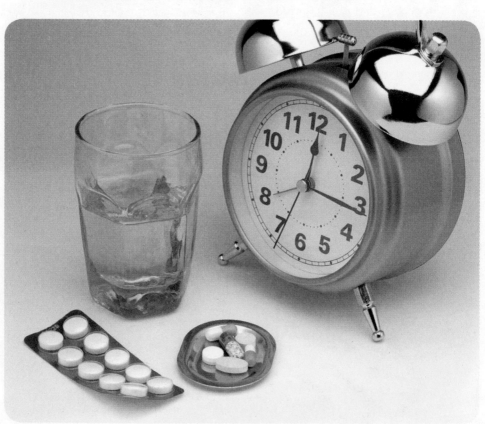